Pr Jean-Michel Dubernard
(1941-2021)

Un chirurgien au service de l'Homme

Médecine à travers les siècles

Collection dirigée par le Docteur Xavier Riaud

L'objectif de cette collection est de constituer « une histoire grand public » de la médecine ainsi que de ses acteurs plus ou moins connus, de l'Antiquité à nos jours.
Si elle se veut un hommage à ceux qui ont contribué au progrès de l'humanité, elle ne néglige pas pour autant les zones d'ombre ou les dérives de la science médicale.
C'est en ce sens que – conformément à ce que devrait être l'enseignement de l'histoire –, elle ambitionne une « vision globale » et non partielle ou partiale comme cela est trop souvent le cas.

Dernières parutions

Patrice PINET, *Louis Pasteur face aux médecins et aux chirurgiens*, 2023.
Sous la direction de Xavier RIAUD, *Au service de l'histoire de la médecine. 2006-2023. Anniversaire d'une collection éditoriale*, 2023.
Élisabeth CLEMENTZ-METZ, *Les lépreux en Alsace. Volume I : Marginaux, exclus, intercesseurs ?*, 2023.
Élisabeth CLEMENTZ-METZ, *Les lépreux en Alsace. Volume II : Documents*, 2023.
Pierre AUBRY et Bernard-Alex GAÜZÈRE, *Formation et vie des médecins, chirurgiens et apothicaires de la Marine et des Colonies du XVIe à la fin du XIXe siècle en France*, 2022.
Jean DUPOUY-CAMET, *La mission d'étude française de 1866 sur la trichinose en Allemagne*, 2022.
Xavier RIAUD, *Grands dentistes résistants. Pour la France !*, 2022.
Sous la direction de Dominique LE NEN et Pascal BRIOIST, *Léonard de Vinci. Le corps... à la croisée des sciences et de l'art*, 2022.
Michel A. GERMAIN et Corinne BECKER, *Guérir du Lymphœdème. Histoire et avancées médicales*, 2022.
Philippe HECKETSWEILER, *Les maladies et la mort de Gustave Flaubert. Rouen 1821 – 1880*, 2022.

Sous la direction de
Philippe Marre et Xavier Riaud

Pr Jean-Michel Dubernard
(1941-2021)

Un chirurgien au service de l'Homme

Préface de M. Alain Mérieux

L'Harmattan

5-7, rue de l'Ecole-Polytechnique, 75005 Paris
http://www.editions-harmattan.fr
ISBN : 978-2-336-40915-3
EAN : 9782336409153

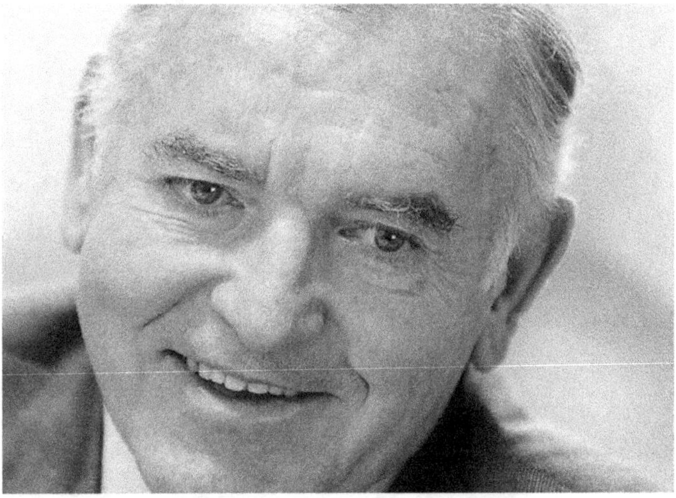

Pr Jean-Michel Dubernard (1941-2021)[1].

« Soyez enthousiastes,
car vous pouvez changer le monde ! ».

[1] © Gil Dubernard, 2023.

Préface

J'ai connu Jean-Michel Dubernard dans le bureau de mon père, le Dr Charles Mérieux, il y a une cinquantaine d'années. Avec l'Institut Mérieux, nous le soutenions dans ses travaux sur les greffes, en particulier dans ses recherches sur les modèles animaux. Nous l'avons ensuite toujours accompagné dans ses nombreux projets et avons collaboré au développement des sérums anti-lymphocytaires pour prévenir les rejets. Max ouvrait alors la voie de l'épopée chirurgicale qui a fait la gloire de la chirurgie lyonnaise et l'a fait rayonner internationalement.

Médecin visionnaire, il a été l'un des pionniers mondiaux de la transplantation, faisant preuve d'une grande audace tout en gardant un respect infini des patients. J'ai récemment pu parler de cette époque avec le Docteur Marwan Dawahra, collaborateur et ami de Max, qui me racontait les exploits qu'ils avaient réalisés ensemble, avec en particulier les greffes de mains. Des progrès qui ont changé la vie des patients et repoussé les limites de la médecine. Max était l'homme de bien des combats et je l'ai également côtoyé dans notre engagement politique au sein du RPR, lui à la députation et moi au Conseil régional. J'ai toujours apprécié son caractère chaleureux, passionné et la niaque qui était la sienne. Je salue un chirurgien extraordinaire, un grand serviteur de la médecine, un ami.

Alain Mérieux
Ancien conseiller municipal de Lyon (1995-2001)
Ancien premier vice-président du Conseil régional de Rhône-Alpes (1986-1998)
Ancien conseiller régional de Rhône-Alpes (1986-2001)
Institut Mérieux - Lyon

Avant-propos

Jean-Michel Dubernard nous a quittés brutalement à l'aéroport d'Istanbul à la mi-juillet 2021 en suscitant une grande émotion au sein de notre compagnie dont il était membre titulaire. L'Académie nationale de Chirurgie lui a rendu hommage le 8 septembre 2021 lors d'une session exceptionnelle évoquant sa riche et forte personnalité.

Jean-Michel Dubernard a largement contribué au développement et au rayonnement de la chirurgie française au siècle dernier. Fondés sur ses réussites hospitalière et universitaire, son engagement politique dans notre système de soins avec la mise sur pied de la HAS et sa passion pour la recherche avec son investissement dans les greffes d'organes composites ont profondément marqué nos générations. L'histoire devrait retenir de sa vie la démonstration que l'innovation peut être considérée comme une transgression réussie quand les circonstances s'y prêtent. Organisée et animée par Xavier Martin et Bernard Devauchelle, la session a été passionnante avec les communications de Bernard Accoyer, Emmanuel Fournier (disparu depuis), Thierry Berney, Benoît Lengelé et Jacques Belghiti. Gil Dubernard a fait une très émouvante conclusion. Leurs présentations sont complétées dans cet hommage par des communications de Xavier Martin, son successeur, Bernard Devauchelle, son complice en transplantations d'organes, Jacques Baulieux et Alain Mérieux, ses amis de toujours. C'était la première fois que l'Académie nationale de Chirurgie organisait une session complète en hommage à l'un de ses membres récemment disparu.

Philippe Marre
Ancien président 2021 de l'Académie nationale de Chirurgie
Ancien Secrétaire général de 2015 à 2018

Chapitre I

Hommage au Pr Jean-Michel Dubernard

Actes de la séance
de l'Académie nationale de Chirurgie

ACADÉMIE NATIONALE
de CHIRURGIE
French Academy of Surgery

Les Cordeliers, 15, rue de l'École de Médecine - 75006 Paris - Tél. 01.43.54.02.32
administration@academie-chirurgie.fr • www.academie-chirurgie.fr

ACADÉMIE NATIONALE DE CHIRURGIE

*

HOMMAGE AU PROFESSEUR JEAN-MICHEL DUBERNARD

1941-2021

*

Séance hommage
Mercredi 8 Septembre 2021

SOMMAIRE

Liste des intervenants :
Dr Philippe Marre (I) ; M. Alain Mérieux (II) ; Pr Xavier Martin & Dr Bruno Gignoux (III) ; Pr Jacques Baulieux (IV) ; Pr Bernard Devauchelle (V) ; Pr Benoît Lengelé (VI) ; Pr Thierry Berney (VII) ; Pr Emmanuel Fournier (VIII) ; Pr Gil Dubernard (IX) ; Pr Jacques Belghiti (X).
Pour les besoins du livre, certains titres de chapitres ont été modifiés.

Genèse d'un parcours exceptionnel

Par le Pr Xavier Martin & le Dr Bruno Gignoux[1]

Jean-Michel Dubernard est né le 17 mai 1941. Son père était médecin généraliste et sa mère pharmacienne. Il a été mis à l'abri, à la campagne, par ses parents pendant les moments les plus difficiles de la guerre. Par la suite, ses parents se sont installés à Charly, un village situé au sud de la région lyonnaise. Il a fait ses études de médecine à Lyon, puis, très tôt, au début de son internat, déjà passionné par les transplantations, il est parti à Boston au Peter Bent Brigham Hospital, dans le service de son maître, Joseph Murray, chirurgien plasticien qui a par la suite reçu le prix Nobel pour ses travaux en immunologie de la transplantation. Il a d'ailleurs toujours été fasciné par le système américain où un chirurgien plasticien peut devenir expert en immunologie et diriger un laboratoire de transplantation d'organes, des domaines bien éloignés du domaine initial de la formation d'un plasticien. Il n'aimait pas le corporatisme souvent exprimé en France où il est difficile de traverser les tuyaux d'orgue des différentes filières de formation. De retour à Lyon, il a continué de travailler dans le domaine de la transplantation. C'était l'effervescence dans le domaine de l'immunologie de transplantation. Les conditions étaient favorables avec des chercheurs universitaires comme Jules Traeger, Maurice Carraz de la Faculté de pharmacie et Charles Mérieux, un industriel, tous passionnés par la magie de la transplantation. C'est d'ailleurs ce rassemblement entre chercheurs, cliniciens et industriels qui a fait le succès de l'entreprise lyonnaise en transplantation. Jean-Michel Dubernard a complété sa thèse de sciences sur les xénogreffes et a pu s'introduire dans le programme clinique de transplantation avec Jean Perrin à l'Antiquaille. Il a été nommé professeur des universités en 1977. Il a vite été responsable du programme de transplantation rénale animé sur le versant médical par Jules Traeger. C'est à cette époque, en 1976, qu'il a réalisé la première greffe de pancréas en utilisant la technique d'injection de Néoprène dans le canal pancréatique.

---

[1] Pr Xavier Martin : Ancien président de l'Académie nationale de chirurgie 2019.
Dr Bruno Gignoux : médecin ORL libéral et chef de consultation au centre anticancéreux Léon Bérard, Lyon.

L'injection de Néoprène provoquait l'atrophie du système exocrine pancréatique pour ne laisser subsister que les îlots. Il s'agissait, comme il aimait le dire, d'une greffe d'îlots vascularisés. Très tôt, après le départ à la retraite de Jean Perrin, il a pris la direction d'un petit service à l'hôpital Édouard-Herriot à côté de Jean-Pierre Archambault, titulaire de la chaire d'urologie. Ce petit service d'une vingtaine de lits s'est vite développé. Il a bénéficié rapidement de nouveaux praticiens avec Albert Gelet puis Jean-Marie Marechal. L'organisation du service était innovante puisque chaque praticien était hyperspécialisé. Il a pu obtenir, de la part des Hospices Civils de Lyon, la rénovation du Pavillon V, l'ancien pavillon d'urologie où avait travaillé Jean Cibert, un grand nom de l'urologie lyonnaise et internationale. Au fil des années, l'équipe qu'il animait est devenue un centre de référence international dans de nombreux domaines : endoscopie du haut appareil urinaire, cancérologie urologique, dérivation urinaire, chirurgie de la lithiase, andrologie et, bien sûr, la transplantation. Les grands projets de recherche s'enchaînaient avec la lithotritie extracorporelle développée par Xavier Martin, l'INSERM Denis Cathignol et l'entreprise Technomed International. Il a initié le programme ultrasons focalisé pour le traitement du cancer de prostate qui a été conduit par Albert Gelet. L'équipe, qu'il a dirigée pendant environ 20 ans et qu'il a transmise à Xavier Martin en 2001, s'est enrichie de Béatrice Cuzin, une des premières femmes urologues en France, de Marwan Dawahra, puis de Marc Colombel provenant de l'équipe de Claude Abbou de Paris et enfin de Lionel Badet en 2006. Même après son départ à la retraite en 2006, il a continué à diriger plusieurs projets internationaux comme les greffes de tissus composites avec les greffes des deux mains qu'il avait débutées en 1997 et la greffe de visage en 2007. À chaque reprise, ses projets internationaux ont été collaboratifs. Citons Earl Owen de Sidney, Bernard Devauchelle d'Amiens. Il a su attirer de nombreux praticiens de spécialités diverses pour étudier au mieux ces patients si exceptionnels. Les greffes de tissus composites correspondaient à son rêve et à la transgression qu'il aimait tant provoquer. En effet, dans le domaine biologique et fonctionnel ces greffes de tissus composites vascularisées, comme la greffe de main, avaient peu de chances, eu égard aux connaissances de l'époque, de fonctionner. Ces greffes de tissus composites ont pu démontrer, dans ce domaine, l'extraordinaire plasticité dans le cerveau humain est capable. Parallèlement à cette carrière chirurgicale remplie d'innovations multiples et de grands projets, il a une carrière universitaire très brillante : création de l'École européenne de transplantation Hesperis avec Henri Kreis, obtention d'un projet d'investissement d'avenir financé par le gouvernement, le CTRS-Fondation Centaure. Il a participé à la création et a été président de très nombreuses sociétés scientifiques. Toujours avec Henri Kreis, il a dynamisé la société française de transplantation. Il a obtenu, en 2006, le prix Medawar, une distinction de niveau international dans le domaine de la transplantation et immunologie qu'avait aussi obtenue René Küss[1]. Passionné d'innovations dans les techniques opératoires, il a revisité la chirurgie de l'artère rénale en introduisant l'autotransplantation. Il a été un des premiers à utiliser la microchirurgie au laboratoire de transplantation comme dans ses applications cliniques. Tous ses projets partaient d'un besoin clinique, pédagogique ou même politique, et les moyens pour les réaliser s'affranchissaient de toutes les vérités normatives, les dogmes dont il discutait toujours la pertinence. Transgresser était le moyen qu'il considérait même comme un devoir. Il était un homme de contact. C'était un « fonceur ». Sa capacité relationnelle lui a permis de forger des amitiés solides partout où il passait, elle lui a aussi permis d'avoir une carrière politique brillante puisqu'il a été adjoint au maire de Lyon, député pendant presque 30 ans et président de la commission des affaires sociales à l'Assemblée nationale. Son franc-parler lui attirait aussi souvent des réflexions et des réactions hostiles de ceux qui n'appréciaient pas son mode de fonctionnement et son efficacité. La situation d'instabilité qui en résultait lui fournissait le carburant nécessaire à ses entreprises ultérieures. Ces élèves sont innombrables dans tous les pays. Ses amis et son équipe du Pavillon V, quant à eux, vont se souvenir de son exemple très longtemps.

[1] Fondateur de l'urologie moderne, notamment de la chirurgie reconstructrice des voies urinaires pour des lésions qui étaient considérées comme inopérables (selon l'Académie nationale de médecine).

Souvenirs…

Par le Pr Jacques Baulieux[1]

Jean-Michel Dubernard nous a quittés brutalement le 10 juillet 2021. Il avait 80 ans. Nous avons tous été choqués par son départ si soudain. Je l'avais vu peu de temps auparavant, en pleine santé apparemment, toujours jovial et dynamique. Le temps passe vite, mais il a laissé un « vide » difficile à combler. Évoquer sa carrière m'obligerait à écrire tout un livre, tant ses activités ont été multiples et foisonnantes. Je préfère aujourd'hui évoquer notre amitié qui était très forte. Quelques mots tout de même sur sa carrière médicale qui a laissé une trace inoubliable dans la vie lyonnaise et internationale. Fils d'un médecin de campagne à Charly, au sud de Lyon, il a rapidement, dès son internat, été attiré par le monde de la transplantation et il a ressenti le besoin du travail expérimental qui est la base de tous les progrès. Il a passé plusieurs années à Boston où il s'est familiarisé avec l'immunologie qu'il percevait comme un préalable fondamental à la transplantation. Il rentra à Lyon et son activité dans le domaine de la transplantation, et de l'urologie a été exceptionnelle. Chacun sait qu'il a réalisé la première greffe de pancréas en Europe, en 1976, en bloquant le canal pancréatique avec de la colle néoprène. Il a réalisé dans sa carrière plus de 1 500 transplantations rénales. Puis, cela a été la première greffe de main en 1998, suivie d'une greffe bilatérale d'avant-bras en 2000, qui fut un succès extraordinaire. J'ai été impressionné par ce patient greffé ayant récupéré une fonction parfaite, capable de jouer délicatement au mikado ou d'enfiler un fil fin dans le chat d'une aiguille… Puis, il participa à la première greffe de face, en 2005 avec Bernard Devauchelle à Amiens. Le retentissement fut mondial. L'équipe qui a travaillé avec lui était multidisciplinaire, coordonnée par ses soins. Il avait du talent pour réunir les meilleurs autour de lui et réaliser ces greffes composites, si complexes, qui ont été suivies dans le monde ensuite. Il a été un géant parmi les pionniers. Il sera récompensé par l'obtention du prix Medawar en 2008. La perception de la relation fonctionnelle cérébrale, avant même le fonctionnement de la greffe, par les moyens de la neurophysiologie et de l'IRM fonctionnelle,

[1] Ancien président de l'Académie nationale de Chirurgie 2012.

constitue, pour moi, une avancée extraordinaire qui est à l'origine de grands progrès dans le domaine de la traumatologie neurologique. La place de Jean-Michel Dubernard dans le monde de la transplantation lyonnaise s'inscrit parfaitement dans la suite de Mathieu Jaboulay qui réalisa les premières xéno-transplantations de rein à l'avant-bras en 1906, puis d'Alexis Carrel qui, grâce à des progrès dans le domaine des anastomoses vasculaires, réussit les premières transplantations de pattes de chien, au début du XXe siècle. Ceci le conduisit à obtenir le prix Nobel de médecine, en 1912 *« en reconnaissance de ses travaux sur les sutures vasculaires et la transplantation de cellules sanguines et d'organes ».* Dans le domaine de l'urologie, d'autres que moi ont mis l'accent sur les progrès de l'instrumentation en microchirurgie, sur l'apport de l'endo-urologie, sur l'utilisation des ultrasons focalisés et sur le traitement de la lithiase urinaire par lithotritie extracorporelle. Il a su faire progresser sa spécialité dans de nombreux domaines. Il a marqué à tout jamais son équipe et tous ceux qui ont travaillé avec lui, qui le reconnaissent comme un meneur d'hommes enthousiaste et innovant. Il a terminé sa carrière dans le domaine médical comme membre du Collège de la Haute Autorité de Santé, agence dont il a participé à la création, ce qui le conduisit tout particulièrement à s'intéresser à l'évaluation des dispositifs médicaux implantables, dont il a présidé la commission de 2008 à 2014. Son attirance pour la politique lui est venue probablement de son père qui était maire de la commune de Charly. Il a été élu et réélu député de la 3e circonscription de Lyon pendant 21 ans. Il a été adjoint à la mairie de Lyon. Malheureusement, il n'a pas pu réaliser son rêve d'être un jour maire de Lyon ni celui d'être ministre de la Santé. Il était souvent trop bourru, trop direct pour s'astreindre aux compromissions du monde politique. C'est probablement dommage, car il avait une conception de l'organisation humanitaire de la santé qui aurait certainement été bénéfique pour notre profession et surtout pour les malades. À titre personnel, même si j'admire sa carrière politique tout à fait exceptionnelle qui s'inscrit dans une certaine tradition lyonnaise de médecins élus et responsables, je crains tout de même qu'il ait consacré beaucoup trop de temps à cette passion, temps qu'il aurait peut-être dû réserver pleinement au domaine médical qui était son véritable terrain de prédilection. Je souhaite sur un plan plus personnel, évoquer nos relations d'amitié incomparables. Nous nous sommes rencontrés dans notre jeunesse alors qu'il travaillait dans l'équipe du Professeur Perrin et du Professeur Traeger à l'Hôpital de l'Antiquaille où Max réalisa sa première greffe de pancréas associée à une greffe rénale. Il apparaissait déjà comme un hyperactif, boulimique de travail et transgressant les règles traditionnelles du milieu médical lyonnais parfois un peu statique et suranné. Nous nous rencontrions souvent et avions l'occasion de parler de nos multiples projets, sans oublier notre attirance pour le rugby. Je rappelle qu'il avait été troisième ligne dans l'équipe du LOU (Lyon Olympique Universitaire), alors qu'il était étudiant. Nous allions parfois au stade le dimanche avec notre ami Bruno Gignoux, suivre les matchs de rugby du LOU et fêter ensemble avec l'équipe de ses bons copains du rugby, les succès et les défaites, lors de la 3e mi-temps... J'ai été personnellement très vite attiré aussi par la transplantation et j'ai pu réaliser en 1975, après un long travail expérimental au laboratoire sur le porc, avec l'aide de Philippe Bérard et de Jean-Michel Dubernard ma première transplantation hépatique à l'Hôpital de la Croix-Rousse. Ce n'était qu'un début hésitant. Mais, les progrès de l'immunosuppression avec l'arrivée de la cyclosporine nous ont permis de redémarrer en 1984 et de poursuivre jusqu'à aujourd'hui où l'équipe de la Croix-Rousse est devenue experte dans ce domaine. Cela me vaut d'évoquer quelques discussions difficiles avec Jean-Michel Dubernard, tant il était persuadé de la nécessité de réunir les transplanteurs dans un grand service de « Transplantologie », alors que j'ai toujours pensé que la transplantation hépatique devait rester attachée à la spécialité d'organes et, plus particulièrement, à la spécialité hépato-bilio-pancréatique. Heureusement, c'est cette deuxième option qui a triomphé et qui a conduit au résultat actuel. Elle s'est d'ailleurs reproduite dans le monde entier, sur un plan tout à fait identique. Mais, les débats ont été chauds ! Je dois saluer le rôle de Jean-Michel Dubernard qui, avec Michel Noir, a été un visionnaire lorsqu'a été conçu *« le premier plan tripolaire des Hospices Civils de Lyon »* aboutissant à l'organisation actuelle. Le regroupement des activités des hôpitaux de l'Antiquaille et de l'Hôtel-Dieu sur le site de la Croix-Rousse a été à l'origine du beau centre hospitalier Lyon-Nord, de sa modernisation et de son essor actuel. J'ai une pensée tout à fait reconnaissante pour Jean-Michel Dubernard avec lequel j'ai beaucoup travaillé à ce moment-là pour pousser cette idée nouvelle et innovante, qui a bouleversé l'organisation des hôpitaux lyonnais. Avec Jean-Michel Dubernard, nous avons souvent travaillé ensemble dans le domaine de la chirurgie abdominale complexe où la collaboration digestive et urologique est souvent nécessaire. Cela nous a permis de réaliser quelques interventions d'une incroyable difficulté. Au passage, je remercie son successeur Xavier Martin avec qui nous avons poursuivi ces grands « chantiers chirurgicaux ». Pour moi, Jean-Michel Dubernard était un homme simple, avec des goûts simples, comme dit son fils Gil Dubernard, professeur de gynécologie à l'hôpital de la Croix-Rousse et que j'ai connu tout jeune externe dans le service. Mais, c'était surtout un homme fidèle en amitié, extrêmement attaché à ses amis qui constituaient pour lui un monde très important. Comme d'autres l'ont dit, il a su transgresser les habitudes, innover, heurter parfois certains détracteurs qui, dans l'ensemble, ont reconnu son talent. Il était entier, bagarreur, mais c'était aussi un grand affectif. Nous avons effectué ensemble de nombreux voyages. Je n'oublierai pas une soirée festive à Édimbourg, à Hollywood House où le cherry avait échauffé nos esprits et nos cœurs… Nous avions pu montrer aux Écossais que les Français avaient aussi le sang chaud et la voix forte ! Il a répondu à ma sollicitation en acceptant de venir au Cambodge en 2018, co-présider le congrès de la Société cambodgienne de chirurgie. Son discours inaugural, fougueux et imagé a laissé une trace inoubliable, dans le cœur des Cambodgiens, si fidèles à la traditionnelle amitié médicale franco-cambodgienne. Jean-Michel Dubernard était très attaché aux relations internationales et à la formation des jeunes. Je le remercie sincèrement, ainsi que ses successeurs, pour avoir reçu en stage au Pavillon V, plus d'une dizaine de stagiaires FFI (Faisant Fonction d'Internes), qui sont venus en France compléter leur formation urologique. Il y a au Cambodge une véritable école urologique qui perpétue l'influence urologique lyonnaise. À la fin de sa carrière, nous nous rencontrions souvent à l'Académie de Chirurgie à Paris, où il n'hésitait pas intervenir parfois de manière vive. Avec quelques amis (Claude Dumurgier, Xavier Barral…), nous partagions, lors de ces occasions, un bon repas au restaurant Balzar à proximité de l'Académie. Il y avait sa table réservée… Jean-Michel, Max pour nous tous, était notre ami. Il nous manque beaucoup.

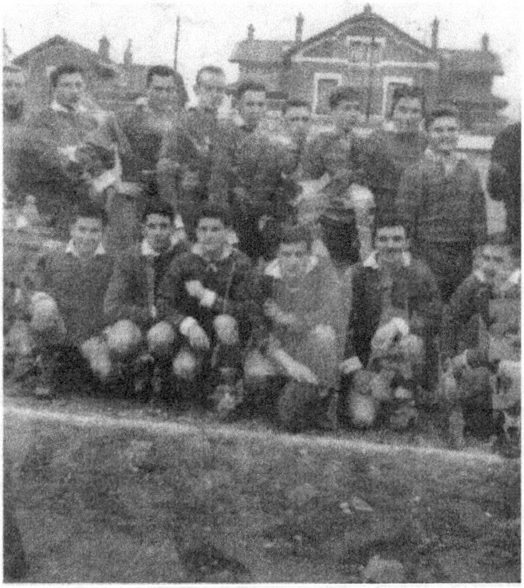

Équipe de rugby du LOU (2e en partant de la droite assis)[1].
Il a alors 14 ou 15 ans.

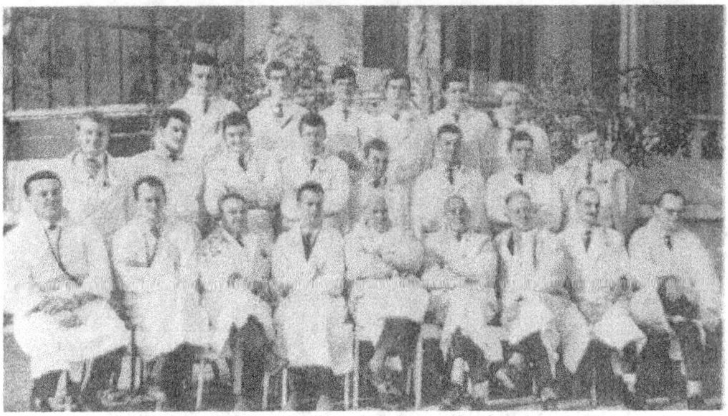

Interne en 1965 à la Faculté de médecine Lyon-Est
(2e rang, 3e en partant de la gauche)[2].

[1] © Gil Dubernard, 2023.
[2] © Gil Dubernard, 2023.

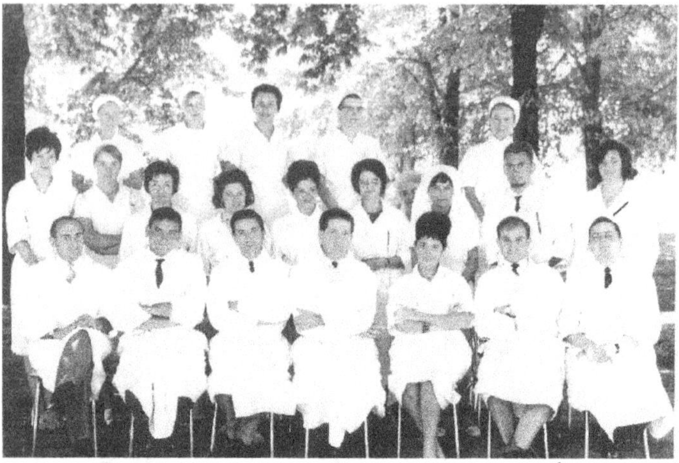

Jeune chirurgien (2e sur la gauche, 1er rang assis) [1].

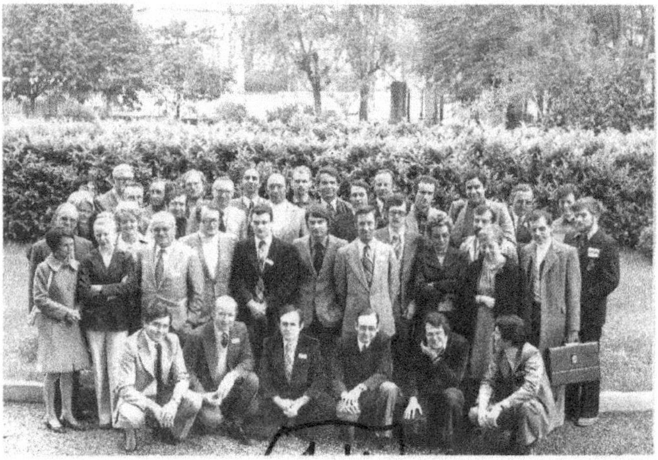

Cours de microchirurgie avec le Pr Earl Owen (année 1975-1980).
Jean-Michel Dubernard au 1er rang, assis, le 1er en partant de la gauche, Earl Owen assis à côté de lui, Albert Gelet, le 4e en partant de la gauche[2]. Également sur la photo, Georges Fischer.

[1] © Gil Dubernard, 2023.
[2] © Gil Dubernard, 2023.

Dans les pas du Minotaure : de la fabrique d'organes envisagée comme issue imaginaire à la chirurgie de transplantation

Par le Pr Benoît Lengelé[1]

En hommage à l'œuvre de Jean-Michel Dubernard que j'ai eu l'insigne privilège de côtoyer, je souhaite ouvrir, dans la suite de sa pensée, une issue imaginaire à la chirurgie d'allotransplantation. Reposant sur des prémices aujourd'hui tangibles, celle-ci intéresse et préfigure la fabrique d'organes visibles ou invisibles. Mettant en perspective la destinée des avancées chirurgicales diverses auxquelles il avait pu contribuer, Jean-Michel Dubernard aimait se référer à l'iconographie du mythe du Minotaure, telle que l'avait représentée Pablo Picasso. Au centre de cette composition magistrale, cette créature chimérique, mi-homme, mi-taureau, à l'énergie extraordinaire, portant dans ses bras une jument pantelante figurant la souffrance humaine, et rencontrant sur son chemin nombre de fragments anatomiques épars, tels que mains et visage, n'était-ce pas, en définitive, la plus juste synthèse de son caractère et de son imaginaire qu'il nous invitait là à considérer ? Celle peut-être que la légende mémorielle est invitée à retenir, symboliquement, de son œuvre chirurgicale menée aux diverses frontières du possible qu'il n'aura eu de cesse de bousculer et de franchir, tel le fils de Minos cherchant autrefois à s'évader des circonvolutions du labyrinthe où Dédale et les conventions l'avaient enfermé... Alors qu'il composait ce tableau, Picasso écrit fort justement : *« Je peins contre les œuvres qui ont compté pour moi ; non pour les détruire ou pour renier les maîtres qui les ont créées, mais plutôt pour les élever... Il faut inventer sans cesse ce qui est à faire et oser créer ce que le mythe n'a jamais osé rêver... »* Il en va ainsi de l'intuition chirurgicale, comme de l'impulsion créatrice chez l'artiste. L'instinct chirurgical, en obéissant à l'impérieux devoir d'agir, ne peut promouvoir le progrès qu'en s'autonomisant des dogmes du passé. L'idée même de la transplantation, qui transgresse la barrière biologique des identités, est emblématique de cet esprit de rupture. Faisant écho au

---

[1] Cliniques Universitaires Saint-Luc – Laboratoire d'Anatomie et de morphologie expérimentale – UCL Louvain.

mot de Lamartine sur les Cent-Jours, elle procède de l'éternelle tentation de l'impossible. Sur le plus petit dénominateur commun de l'anastomose vasculaire héritée d'Alexis Carrel[1], après les greffes invisibles d'organes cachés, les greffes de mains, et la première greffe de visage ensuite, ont fait entrer définitivement, dans l'univers du possible, la chirurgie restauratrice de l'identité. Avec dans le champ du visible, des résultats morphologiques et fonctionnels remarquables qui ne tardèrent pas assurer, auprès des pairs, la légitimité des allogreffes de tissus composites. Cette expérience noble, conçue dans l'esprit de la méthode expérimentale de Claude Bernard, eut pour effet collatéral de démontrer, dans le domaine des neurosciences, que la défiguration est associée à un dommage cortical où la main compense, à la faveur de la plasticité cérébrale, le visage disparu, et où la greffe ensuite efface la blessure corticale grâce à la restitution, par les anastomoses nerveuses, de la relation morphogénétique entre le visage et le cerveau. Comme quoi, d'une rupture épistémologique née d'un geste sanglant où la main du chirurgien échange deux visages, s'ouvre pour la Science, une fenêtre providentielle sur l'univers caché de la relation fonctionnelle en miroir qu'entretiennent, à la surface corticale du cerveau, la main et le visage. Toutefois, en dépit de ces résultats remarquables, en 15 années, seules 45 transplantations faciales ont été réalisées dans le monde, ce qui est peu. En outre, une évidence d'adversité significative s'est fait jour. Si l'on contrôle aisément en effet les rejets aigus, de nature cellulaire, par les traitements immunosuppresseurs traditionnels, presque tous les greffons composites, mains et visages inclus, font l'objet d'un rejet chronique, de nature humorale, dirigé contre l'endothélium vasculaire et engendrant des nécroses segmentaires des tissus greffés qui ont nécessité, dans plusieurs cas déjà, des retransplantations. Face à ce constat où, comme le Minotaure, nous semblons enfermés dans l'enceinte infranchissable des barrières du labyrinthe de l'immunité, pouvons-nous imaginer une voie alternative qui permette d'en contourner durablement les obstacles ? En d'autres mots, pourrions-nous suivre un fil d'Ariane

---

[1] JMD revendiquait une filiation chirurgicale, et chirurgicale seulement, avec l'œuvre médico-chirurgicale d'Alexis Carrel. S'il réfutait ses thèses et idées eugéniques, de même ses sympathies pour le régime nazi, il s'estimait *« heureux de prolonger l'œuvre chirurgicale d'Alexis Carrel »* (Conférence de presse du 14 janvier 2000 faisant suite à la greffe des deux mains).

imaginaire au gré duquel, succombant à une nouvelle tentation de l'impossible, nous pourrions créer des greffons de mains ou de visage allocompatibles ? Et partant, serait-il envisageable d'étendre ce concept à une fabrique d'organes qui serait universelle ? C'est donc à la question de cette fabrique imaginaire comme issue nouvelle à la chirurgie de transplantation que nous allons essayer de répondre ici. Le procédé de cette transformation qui s'apparente à une transsubstantiation biologique est connu ; il a été décrit par Doris Taylor et appliqué sur de petits modèles animaux de cœur ou de rein par Harald Ott ou Song. L'organe choisi est perfusé par son pédicule vasculaire à l'aide d'une solution de détergent qui le débarrasse avec tous ses éléments cellulaires, de tous les déterminants antigéniques du soi. Il ne reste ainsi de l'organe que sa matrice extracellulaire, avec ses éléments fibrillaires et trappés entre eux, les facteurs de croissance et les vésicules matricielles. L'étape ultérieure consiste à infuser, par le pédicule vasculaire, des cellules souches du sujet receveur lui-même, ou des cellules pluripotentes de banque allocompatibles qui, au contact de la MEC et des facteurs de croissance, se différencieraient de façon appropriée pour régénérer l'organe bioconstruit. Voici donc qui bouleverse le paradigme de la chirurgie de transplantation où l'organe du donneur est greffé chez le receveur, avec le support d'un traitement antirejet. La fabrique d'organes y ajoute une étape supplémentaire, in vitro, où, dans un bioréacteur, l'organe est décellularisé, puis recellularisé de façon à être allocompatible, et donc durablement toléré après la greffe, sans traitement immunosuppresseur. Appliquer ce principe à la main et plus encore au visage est une gageure. Relever ce défi nécessite que la fabrique d'organes s'approche en décomposant l'objet de la transplantation en sous-unités anatomiques élémentaires. Ainsi, dans la fabrique du visage, faut-il séparer entre elles, les unités dites morphologiques comme nez ou les oreilles, dont le tissu dominant est le cartilage et les sous-unités dites fonctionnelles comme les lèvres ou les paupières dont le tissu dominant est le muscle ? En termes d'ingénierie tissulaire en effet, qui peut fabriquer une oreille peut faire un nez et qui peut fabriquer une paupière pourrait faire une lèvre. Et qui pourrait fabriquer isolément nez et lèvres pourrait ensuite, techniquement, fabriquer un visage entier. Abordons donc cette question par le modèle élémentaire de l'oreille, qui chacun s'en souvient est, depuis les années 80, le modèle emblématique de l'ingénierie tissulaire, popularisé par Jo Vacanti à Boston. Modèle resté sans aucune application clinique 4 décennies plus tard et pour cause, cette oreille, d'apparence humaine, construite sur le dos d'une souris nue, est faite exclusivement de tissus murins. Dépourvue de pédicule vasculaire, elle n'est pas transplantable. Prenons donc une oreille cadavérique humaine, pourvue cette fois de ses deux pédicules vasculaires, et par l'un d'eux, perfusons-la, en bioréacteur, et à flux pulsé, à l'aide de détergents. Au terme de cinq jours, on obtient ainsi un greffon matriciel blanc, dont la structure morphologique est parfaitement préservée. Pour étudier ce qui s'y passe biologiquement, répétons l'expérience sur un modèle auriculaire porcin, animal par excellence utilisé en transplantation expérimentale. Au terme de la perfusion, l'oreille garde de même, sa parfaite structure, mais l'artériographie y démontre aussi la parfaite préservation de son arbre vasculaire. À l'histologie, les cellules ont disparu dans tous les tissus, de la surface cutanée, à la profondeur cartilagineuse. Ce greffon n'est dès lors plus une oreille, mais, en quelque sorte, un fantôme d'oreille. Avec toutefois une caractéristique remarquable et cruciale, il a gardé son pédicule vasculaire et, en restituant la synapse vasculaire, ce greffon est donc transplantable. En voici la preuve avec cette image de sa revascularisation in vivo. Le sang circule dans un réseau de chenaux vasculaires dont les parois n'ont plus de revêtement endothélial, mais gardent une basale continue de collagène de type T4, avec du facteur de VW et du CD31. En outre, le greffon décellularisé est bel et bien devenu allocompatible, car, quand on l'implante chez un porc discordant, par comparaison au contrôle qui engendre une production franche d'anticorps IGG et IGM, la réponse immunitaire est éteinte alors que simultanément, le greffon fait l'objet d'une invasion et d'un remaniement vasculaire. Mais, il y a plus. Tous les composants matriciels comme le collagène, l'élastine et les GAGs y sont quantitativement largement préservés, avec pour corollaire, un maintien des propriétés mécaniques de la peau et du cartilage, alors que l'immunofluorescence démontre également la persistance, dans la MEC, de facteurs de croissance comme le TGF-B et le VEGF. Enfin, la MEC accepte, à sa surface, un ensemencement de cellules souches qui y survivent et s'y multiplient, que le socle d'ensemencement soit une MEC dermique, cartilagineuse ou graisseuse. Sur cette évidence acquise, le but n'étant assurément pas de produire des appendices porcins à greffer chez l'homme, revenons donc à notre oreille humaine. La voici immergée dans son bioréacteur et perfusée au gré d'une pompe à galets à l'aide de SDS, jusqu'au décollement de l'épiderme qui annonce une décellularisation de son revêtement cutané. Sur les greffons composites humains, la graisse omniprésente nécessite une étape de perfusion supplémentaire à l'isopropanol, qui élue les lipides et complète le processus de décellularisation. La clearance des cellules et des antigènes est complète. Le contenu en ADN est réduit à 99 %. Seuls restent des brins courts d'acides nucléiques, alors que la MEC est parfaitement préservée. Il en va de même pour tous les facteurs de croissance dont voici la cartographie de préservation détaillée dans les différents tissus. Celle-ci qui montre que le maintien des facteurs de croissance et de différenciation intéresse surtout la superfamille du TGF-B et est le mieux garanti dans le tissu adipeux, avec pour conséquence une différenciation spontanée vers les adipocytes matures des cellules souches mésenchymateuses greffées in vitro, à la surface de segments de ces greffons. Enfin, lorsque ces mêmes cellules souches sont infusées, en bioréacteur, par le pédicule vasculaire du greffon matriciel, elles s'y distribuent largement dans le compartiment interstitiel, en quittant les vaisseaux, après en avoir largement tapissé et donc régénéré les parois endothéliales. L'expérience montre ainsi que la voie vasculaire peut être utilisée pour recellulariser les compartiments internes du greffon matriciel. Celui-ci, après recellularisation élémentaire, peut ensuite être réimplanté in vivo et, sur l'animal hépariné, il se revascularise et circule normalement plusieurs heures. Voici donc, en deux images comparées, l'état actuel du progrès accompli en matière de fabrique d'organes, qui rend tangible, à l'état de la preuve de concept, son statut d'étape ultérieure possible à l'allotransplantation composite vascularisée. Dans l'expérience originale de Jo Vacanti, la souris nue portait sur son dos, la maquette approximative d'une oreille d'apparence humaine, faite de tissus murins et non transplantables. Aujourd'hui, nous pouvons produire un greffon auriculaire humain de forme parfaite, vascularisé, transplantable et allocompatible. Qui peut le moins peut le plus ! Dès lors, la technique ici rapportée peut-être appliquée, avec un incrément de complexité, à une greffe partielle de visage, sur le modèle historique du greffon facial dessiné sur mesure, il y a 15 ans, pour Isabelle Dinoire. La séquence comprend un rinçage au sérum hépariné, une perfusion au SDS, puis à l'eau désionisée et au triton X, suivie par l'étape de dégraissage au propanol et par un dernier rinçage au PBS et à la DNase qui finit de rompre les brins résiduels d'ADN. La procédure dure 10 jours et nécessite 140 litres de perfusion. Au terme de celle-ci, la préservation morphologique du greffon est parfaite, jusqu'à l'échelle mésoscopique. Et celui-ci peut être remis en circulation sur un animal receveur d'expérience, avec une séquence de revascularisation qui rappelle, point par point, avec la même cinétique, celle observée lors de l'émouvante restauration du flux et, partant de l'élan vital, dans le transplant facial inaugural offert à Isabelle Dinoire. À l'échelon ultime, la fabrique d'organes peut même s'appliquer au visage entier avec une préservation identique de sa structure et de son architecture vasculaire, qui autorise ensuite à transposer le masque matriciel sur le squelette craniofacial et à le revasculariser de façon virtuelle. La recellularisation ordonnée d'un tel greffon nécessite, en raison de sa trop grande complexité structurale, un nouveau retour expérimental à l'échelle élémentaire sur la sous-unité fonctionnelle labiale, stérilisée et placée en bioréacteur de perfusion sur le pédicule artériel labial, dans un incubateur au CO2. Des cellules souches aortiques sont injectées par la ligne artérielle, des myoblastes sont dispersés par micro-injections dans le muscle orbiculaire et des kératinocytes sont ensemencés sur la surface dermique. La réendothélialisation est l'étape critique de recellularisation et elle couvre parfaitement les capillaires, ainsi que les parois vasculaires de petit, moyen ou de gros calibre. La fabrique d'organes n'en pas pour autant pleinement accomplie. Le processus de recellularisation, selon l'ensemble architecturé des différents tissus mélangés dans chaque organe, est en effet très complexe et nécessite dès lors une approche graduelle, basée sur l'étude de nombreux modèles, animaux d'abord, humains ensuite, correspondant tous à un nouveau de complexité anatomique et tridimensionnelle croissante, mais aussi à des indications cliniques potentielles, bien qu'à ce stade encore lointain. La valve cardiaque permet ainsi d'étudier la restauration d'un endothélium continu fonctionnel avec la perspective d'un remplacement valvulaire sans anticoagulation. Le modèle osseux antibrachial étudie la recellularisation et le remaniement d'allogreffes osseuses revascularisées. Le modèle splénique permet d'envisager la construction d'un organe capsulaire simple, vecteur de cellules fonctionnelles endocrines. Le modèle gastrique approche la bioconstruction d'un viscère tubulaire composite, utile à la reconstruction des atrésies digestives. Chez l'homme, la plaque aréolo-mammelonnaire décellularisée étudie la restauration d'une surface cutanée d'architecture complexe, utile à la reconstruction mammaire. Le fascia lata ou le périoste vascularisés, recellularisés à l'aide de cellules ostéogéniques, peuvent traiter, biologiquement, comme la membrane induite de Masquelet, des pertes de substance osseuses. La colonne digitale enfin, constitue le modèle ultime d'un allotransplant composite fonctionnel, d'architecture tridimensionnelle complexe. Tout naturellement ainsi, le doigt décellularisé nous ramène à l'avenir imaginaire de l'allogreffe de main. Le double pédicule artériel sécurise sa bioconstruction et sa transplantation ultérieure. Une fois décellularisés, l'expérience biomécanique montre que tous les chaînons articulaires et tendineux de la fonction extrinsèque sont parfaitement fonctionnels, tant en flexion qu'en extension. Ceci démontre que dans le doigt, comme dans la main, une partie significative de la fonction est strictement liée à la matrice extracellulaire et non comme dans le visage ou les viscères, à des fonctions portées par les éléments cellulaires vivants. Seule, une raideur modérée affecte en effet ce fantôme digital. Sa revascularisation, à l'opposé, est aisée et complète, aboutissant à un retour veineux immédiat et à un remplissage rapide du réseau capillaire sous-dermique, facile à observer vu l'absence de couverture cutanée sur le greffon matriciel. Comme en clinique, on peut y mesurer la saturation périphérique et y effectuer une incision pulpaire pour obtenir un saignement capillaire. Le doigt recellularisé en bioréacteur constituerait dès lors une porte d'entrée clinique idéale, aisément réversible en cas de complication ou d'échec, dans une réalité incarnée de la fabrique d'organes. Dans la foulée, la bioconstruction à l'échelle augmentée de la main entière pourrait être envisagée ; des prototypes de bioréacteurs bicomportementaux pour sa recellularisation ont déjà été expérimentés. En guise de dernière perspective, envisageons enfin ce modèle qui approche la tentative de bioconstruction d'un organe endocrine. La stratégie expérimentale détourne ici à notre profit, l'architecture capsulaire simple de la rate murine et son réseau vasculaire porte. Une fois decellularisée, la rate fait l'objet d'une double recellularisation sélective. Par voie artérielle, on y infuse des cellules de type Huvec destinées à couvrir uniformément les parois internes de tout le compartiment vasculaire. Dans le compartiment parenchymateux interstitiel, on réalise simultanément de multiples micro-injections de cellules Min-6 destinées à y régénérer des îlots pancréatiques. Après cinq jours de perfusion en bioréacteur, le réseau vasculaire intraparenchymateux est couvert d'un endothélium vivant et fonctionnel. Il en va de même pour les îlots de Langerhans élémentaires dispersés entre les boucles vasculaires, qui sont eux aussi vivants à l'échelle nucléaire et présentent un marquage cytoplasmique pour l'insuline. La rate ainsi détournée de sa nature est devenue un pancréas endocrine. Celui-ci est bel et bien fonctionnel, car il réserve une réponse insulinique proportionnelle à la perfusion glucosée par le pédicule splénique. Ainsi, se construit pas à pas, de modèle en modèle, une nouvelle fabrique du corps humain, qui, à 5 siècles de distance, fait écho à la Fabrica d'André Vésale, ouvrage transgressif par lequel l'auteur, bousculant les dogmes de Galien, s'opposait à son maître Sylvius et jetait les bases de la médecine moderne. Comme l'antique Fabrica à l'époque de la Renaissance, la nouvelle fabrique d'organes du 3e millénaire reste incomplète, et parsemée d'approximations, d'incertitudes et probablement d'erreurs. Elle a pour seule ambition de jeter des jalons vers le futur, qui tendent la main à l'essor d'une chirurgie qui ne sera plus simplement restauratrice, mais davantage régénératrice. Paraphrasant Paul Tessier, nous pourrions dire que tout ce qui a été étudié et démontré ici est nécessaire, mais pas suffisant pour atteindre le but ultime poursuivi qui sera *in fine* de s'autonomiser du devoir présent de prélever des tissus et organes sur un donneur qu'il soit vivant ou cadavérique, en imaginant la production par synthèse ou bioprinting de la maquette matricielle actuellement obtenue par décellularisation. Toutes les données morphologiques, biologiques et technologiques récoltées ici ne sont donc que des milestones qui pavent et jalonnent humblement le très long et patient chemin d'un avenir scientifique en devenir. Avant de conclure, j'aimerais partager enfin avec vous cette observation amusante qui ouvre un questionnement fondamental sur le sens de nos gestes et sur les ressorts cardinaux de notre identité qu'ils sollicitent. Lorsque nous avons décellularisé des colonnes digitales, nous avons en effet pris à l'encre une empreinte digitale pulpaire de chaque spécimen répétée ensuite sur le doigt matriciel en fin de préparation. Ces deux empreintes ont été données à examiner à un expert indépendant de la police criminelle qui y a systématiquement trouvé plus de 10 points de correspondance, ce qui en matière de preuve en criminologie judiciaire, est considéré à la fois plus sensible et plus spécifique qu'une concordance ADN. Or, ce doigt matriciel dont le dermatoglyphe est démontré parfaitement inaltéré, a perdu 99 % de son contenu ADN et ses antigènes d'histocompatibilité y ont entièrement disparu. Ce qui revient à dire que, dans le modèle de notre fabrique d'organes transplantables, l'identité morphologique est préservée alors que l'identité biologique est abolie. Toutes ces données scientifiques ne peuvent manquer de questionner notre conscience, comme l'ont fait déjà les premières greffes de mains et de visage. On se souvient ici du débat éthique, parfois houleux, que chacune de ces ruptures épistémologiques a soulevé, à la fois dans le grand public et dans la communauté médicale divisée. Constituant autant de césures successives, ces pas en avant furent avant tout le fruit d'une volonté opiniâtre et persévérante d'innovation. Mais aussi du réel génie mis par Jean-Michel Dubernard, à agréger entre eux, au gré de la rencontre provoquée des univers, les talents complémentaires des différentes spécialités médicales et chirurgicales dont les progrès convergents ont rendu techniquement envisageable ce qui, à défaut d'évidence, semblait cependant scientifiquement impossible et, dès lors, éthiquement contestable. En réalité, ces césures éminemment émotionnelles, ont démontré, dans l'univers du visible, la déclinaison du soi en quatre identités fondamentales dont la transplantation révèle, par l'expérimentation sanglante, le mystérieux mélange. On y distingue d'abord l'identité biologique, qui est portée entre autres par nos acides nucléiques et nos antigènes d'histocompatibilité. Notre identité morphologique ensuite que révèle notre apparence, la photographie d'identité de notre visage, nos empreintes digitales, l'image agrandie de notre iris. S'y ajoute ensuite notre identité existentielle, liée à notre histoire individuelle qui se décline depuis toujours dans les biographies, depuis la *Guerre des Gaules*, jusqu'à *Une terre promise* ou *Becoming Michelle Obama*, en passant par le *Mémorial de Sainte-Hélène* ou les *Mémoires d'outre-tombe*. L'identité symbolique enfin nous attache tous à une histoire collective, à celle d'une nation, d'une civilisation ou mieux d'une culture, qui se doit de porter des valeurs universelles. En greffant mains et visages, le chirurgien contemporain ne peut mésestimer les leviers de ces différentes identités qu'il sollicite et soulève, alors qu'elles cherchent à maintenir entre elles un équilibre ténu, mais stable. De même, la fabrique d'organes nous inscrit dans les circonvolutions d'un labyrinthe reposant sur ces quatre piliers identitaires. Comme le Minotaure, nous en semblons encore aujourd'hui prisonniers. Si la voie de la transplantation, suivie ici à rebours dans les pas de Thésée, ne nous délivre pas des murs de ce dédale, la voie de la fabrique d'organes ne relève-t-elle pas précisément de celle imaginée par Dédale pour s'échapper du labyrinthe qu'il a lui-même construit ? Cette voie nous amène à prendre de la hauteur. Avec humilité, prudence et mesure toutefois. Avec cette nouvelle tentation de l'impossible, pourrait s'éveiller en effet, dans certains esprits, le rêve d'Icare dont la destinée prémonitoire fut hélas déjà illustrée par l'avortement précipité de la malheureuse aventure italo-suédoise des allogreffes de trachées décellularisées, qui ont fragilisé jusqu'à l'Institut Nobel lui-même. Voici quelques années l'hebdomadaire *Time Magazine*, rapportant comme un événement d'exception, une énième greffe de visage effectuée à l'ombre de la bannière étoilée, a voulu couronner celle-ci sous le titre tapageur et abusif de « The transplant Revolution ». En réalité, c'est d'une évolution et non pas d'une révolution qu'il s'agit ici, car les allotransplantations de tissus composites, nous l'avons montré, ne constituent qu'une étape d'un processus évolutif où la technique chirurgicale ne fait que suivre humblement les progrès de la science fondamentale. Au terme de cet exposé, certains parmi vous penseront peut-être que tout ceci relève du rêve éveillé, romantique sans doute, comme la tentation de l'impossible de Lamartine, à l'issue résolument infiniment lointaine. Et bien sûr, ils auront raison. Mais nous pensons que l'avenir est un rêve qui transcende le passé et qui se prépare au présent, et qu'il faut dès lors des rêveurs de l'impossible pour que ce qui reste aujourd'hui un sujet de science-fiction devienne demain un fait de science. J'ai sobrement la faiblesse de penser, vu le chemin qui reste à accomplir, que notre génération ne verra pas ce rêve imaginaire se concrétiser, mais que celle de nos élèves lui donnera corps, au propre, comme au figuré. À nous, chirurgiens et maîtres, revient le devoir d'ouvrir les portes de l'Histoire à tous ceux qui, dans notre sillage, auront la volonté de mettre en partage, l'intelligence du geste des uns et l'élégance de la pensée des autres, au service d'une œuvre commune de science et d'humanité.

Conclusion

Permettez-moi d'emprunter la métaphore offerte par ce tableau du maître Léonardo da Vinci, vendu aux enchères en 2017 par la maison Christie's à New York. Cette toile, d'un portrait intitulé Salvator Mundi, où les mains et le visage attirent irrésistiblement le regard, est l'œuvre d'art la plus chère de l'histoire de l'humanité. Adjugée à 450 millions de $, elle fit polémique parmi les spécialistes qui n'avaient pas manqué de constater qu'une partie significative de la couche picturale était couverte d'un vernis très récent et de pigments luminescents aux ultra-violets, jamais observés sur les œuvres de la Renaissance. Alors un faux, le tableau le plus cher du marché de l'art ? Non. L'œuvre est bien de la main du maître florentin décédé voici presque exactement cinq siècles à Amboise, dans les bras de François Ier. Mais effectivement, dans les antiques chancis posés par Léonard sur la toile, patiemment lissés dans sa trame comme lui seul savait le faire, la main discrète d'une restauratrice contemporaine, florentine elle aussi, est venue combler patiemment des lacunes picturales apparues avec l'âge. De même, notre fabrique d'organes est bien à l'image du Salvator Mundi : 60 % y sont empruntés au génie de Dame Nature, 40 % y attendent encore le génie de la science pour revenir à la vie. Le but ici poursuivi n'est pas celui d'une humanité augmentée, mais plus simplement celui de répertorier les plans biologiques des briques élémentaires de la fabrique du vivant, afin que les générations futures puissent les assembler ensuite, pour reconstruire les vivants. Osons penser, avec le doux message d'un sourire venu de l'autre côté du miroir de l'existence, que cette issue vers le possible aurait pu s'inscrire dans l'imaginaire fertile de celui qui incarna pour nous, l'éternelle tentation de l'impossible. La fin de Jean-Michel Dubernard fut singulière. Minotaure, il aurait dû, pour que sa légende fût complète, être vaincu par quelque Thésée, au terme d'un combat héroïque. En réalité, il y avait bien longtemps qu'il s'était affranchi des murs du labyrinthe, ayant compris que les héros véritables sont ceux qui ancrent leur combat, non dans le mythe et dans la contemplation de leur propre gloire, mais dans la réalité collective et la volonté d'un progrès universel. Après avoir couru le monde en tous sens, chevauchant des frontières de l'Occident à celles de l'Orient, faisant partout honneur à la bannière de la chirurgie française et aux valeurs que portent ses couleurs, c'est enfin, à la jonction des deux mondes, devant les murs de Constantinople, que, tel un chevalier d'autrefois, le cœur transpercé par une flèche invisible, il mit humblement un genou en terre pour ne plus se relever. Dans *Les chênes qu'on abat*, André Malraux évoque une conversation avec le général de Gaulle au sujet de celui qui se fit à la fois l'emblème et l'interprète de la volonté propre à l'esprit français qui refusait de considérer comme une fatalité, le constat de l'impossible. Évoquant le personnage de l'Empereur dont il s'agissait, Malraux avance : *« Chez ces personnages surhumains, la force de création légendaire prend la place de l'âme »*. Se référant à son œuvre et aux controverses qu'elle souleva, le Général a répondu : *« Envers et contre tout, il fallait l'audace, le courage et la détermination de faire ce qu'il a accompli. Ne marchandons pas la grandeur »*. Humble élève venu de la terre où l'Aigle termina son vol, et donc non suspect d'esprit partisan, l'orateur à cette tribune a connu l'insigne privilège de pouvoir côtoyer discrètement celui dont il conclut ici l'hommage par ces deux citations qui, en toute chose, s'appliquent parfaitement à notre maître, collègue et ami disparu. Que ces phrases s'identifient au souvenir ému, que Jean-Michel Dubernard laissera durablement dans la mémoire de nos existences éphémères, mais aussi dans celle, éternelle, de l'Académie. *« Nous pensons marcher sur les cendres de nos morts »*, écrit le comte de Vogüé. *« En réalité »*, plus légères que nos souvenirs, moins lourdes que notre peine, *« elles nous enveloppent »* et nous entourent, avec bienveillance, d'une persévérante source d'inspiration qui guide, à jamais, notre imaginaire. Lorsqu'un chevalier français tombe, il se trouve toujours autour de lui maints écuyers pour reprendre ses armes et relever ses couleurs. Le Minotaure ne meurt pas ; il se perpétue dans le mythe auquel son âme a donné à voir, le temps fugace de son existence, un corps visible et l'invisible vitalité de l'esprit.

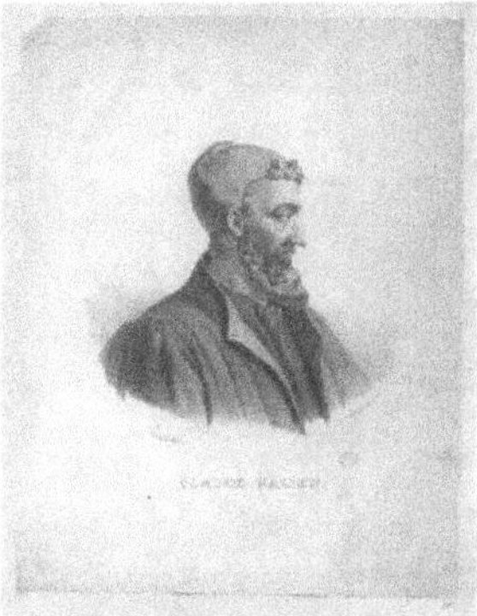

Claude Galien (v 129 – v 201)
(BIU Santé, CIPC0108)

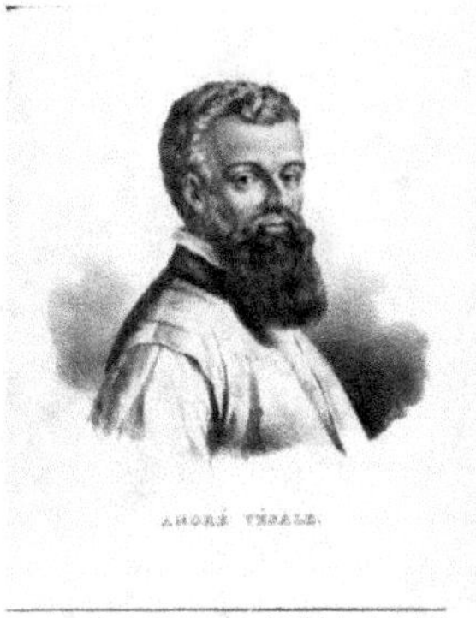

André Vésale (1514-1564)
(BIU Santé, CIPC0108)

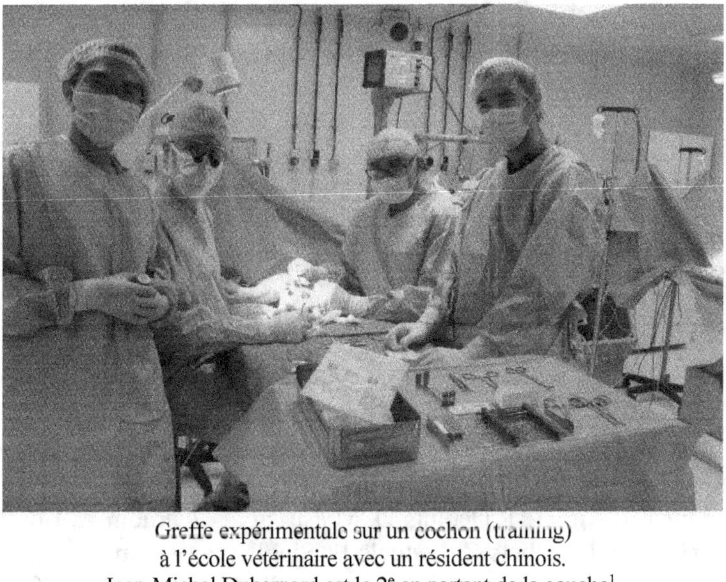

Greffe expérimentale sur un cochon (training)
à l'école vétérinaire avec un résident chinois.
Jean-Michel Dubernard est le 2e en partant de la gauche[1].

[1] © Gil Dubernard, 2023.

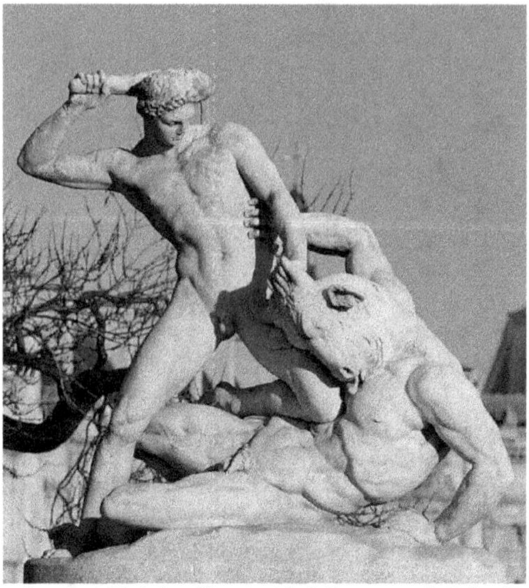

Sculpture représentant Thésée affrontant le Minotaure de Jules Ramey (1826), Jardin des Tuileries, Paris (© Xavier Riaud, 2022).

Références bibliographiques :

1. Duisit J, Debluts D, Behets C, Gerdom A, Vlassenbroek A, Coche E, Lengelé B, Gianello P. - Porcine ear: a new model in large animals for the study of facial subunit VCA. JPRAS Open 2017 ; 12 : 47-58.
2. Duisit J, Amiel Duisit J, Orlando G, Debluts D, Maistriaux L, Xhema D, Janssens de Bisthoven Y, Peloso A, Behets C, Lengelé B, Gianello P. - Decellularization of The Porcine Ear Generates a Biocompatible, Non-Immunogenic Extracellular Matrix Platform For Face Subunit Bioengineering. Annals of Surgery 2018 ; 267(6) : 1191-1201.
3. Duisit J, Amiel H, Debluts D, Maistriaux L, Gerdom A, Bol A, Gianello P, Behets C, Lengelé B. Single-artery human ear graft procurement : a simplified approach. Plast Reconstr Surg. 2017 ; 140(3) : 599-603.
4. Duisit J, Duisit J, Maistriaux L, Gerdom Duisit J, Amiel H, Wüthrich T, Taddeo A, Dedriche A, Destoop V, Pardoen T, Bouzin C, Joris V, Magee D, Vögelin E, Harriman D, Dessy C, Orlando G, Behets C, Rieben R, Gianello P, Lengelé B. - Perfusion-decellularization of human ear grafts enables ECM-

based scaffolds for auricular vascularized composite tissue engineering. Acta Biomater. 2018 ; 73 : 339-354.
5. Duisit J, Maistriaux L, Gerdom A, Vergauwen M, Giianello P, Behets C, Lengelé B.- Nose and lips graft variants : a subunit anatomical study. Plast Reconstr Surg. 2018 ; 141(3) : 751-761.
6. Duisit J, Maistriaux L, Orlando G, Taddeo A, RIeben, R, Vögelin E, Coche E, A, Behets C, Gianello P, Lengelé B.- Bioengineering a human face graft: the matrix of Identity. Annals of Surgery 2017 ; 266(5) : 754-764.
7. Duisit J, Amiel H, Dedriche D, Behets C, Orlando G, Gianello P, Lengelé B. - Face scaffold production in a rat model. Plast Reconstr Surg. 2018 ; 141(1) : 95-103.
8. Duisit J, Donovan D, Maistriaux L, Roels T, Behets C, Gianello P, Lengelé B. - Décellularisation de greffons digitaux humains vascularisés : une approche sous-unitaire de l'ingénierie tissulaire de la main. Bull. Acad. Natl Med. 2018 ; 202 (n° 8-9) : 1971-1982.
9. Wüthrich T., Lese I., Haberthür D., Zubler C., Hlushchuk R., Hewer E., Maistriaux L., Gianello P., Lengelé B., Rieben R., Vögelin E., Olariu R., Duisit J., Taddeo A.- Development of vascularized nerve scaffold using perfusion-decellularization and recellularization. Mater Sci. Eng. C. Mater Biol. Appl. 2020 ; 117 : 111-311.

De la transplantation d'organes à la greffe cellulaire

Par le Pr Thierry Berney[1]

Hommage à un pionnier

Nous rendons aujourd'hui hommage au Professeur Jean-Michel « Max » Dubernard, qui était un innovateur, mais qui a également été un fédérateur, un meneur d'équipe et un enseignant. Il a été un homme qui a véritablement créé une école à Lyon, comme en témoignent ses élèves Xavier Martin, Lionel Badet et Emmanuel Morelon, mais également une école de transplantation européenne, avec la création du cours Hesperis qu'il a imaginé et mis sur pied avec son ami, le Pr Henri Kreis (1).

Avant tout, il était une personnalité profondément humaine qui plaçait le patient au premier plan de toutes ses préoccupations. Malgré ses succès et sa réputation hors norme, c'était un homme qui n'a jamais eu besoin de descendre de sa tour d'ivoire parce qu'il avait choisi de ne jamais y monter.

Nous allons parler de transplantation du pancréas parce qu'avant toutes ses autres réussites, le Professeur Dubernard a été un pionnier de cette modalité de traitement du diabète juvénile. Il a reçu de nombreuses distinctions, dont le très prestigieux prix Medawar de la Transplantation Society en 2008, surtout pour les avancées représentées par ses premières greffes de main et de visage, mais également pour son implication initiale décisive dans la transplantation pancréatique. J'ai eu l'honneur de lui remettre personnellement le Lillehei Lecture Award dont il avait été le deuxième lauréat après le Professeur David Sutherland, au congrès de l'IPITA de 2013, à Monterey. À cette occasion, le Professeur Sutherland m'avait dit qu'après les succès initiaux très mitigés de Minneapolis, Jean-Michel Dubernard avait véritablement été le moteur qui avait permis la reprise de cette modalité, non seulement en Europe, mais également au niveau international. J'avais aussi eu le plaisir de lui remettre l'Honorary Membership Award de l'ESOT en 2019, à Barcelone.

---

[1] Service de transplantation - Département de chirurgie - Hôpitaux Universitaires de Genève, Suisse.

Il n'a pas été seulement un pionnier de la transplantation pancréatique puisque la greffe d'îlots avait été son premier sujet de recherche alors qu'il était jeune fellow chez le célèbre Professeur Joseph Murray, futur lauréat du Prix Nobel de médecine en 1965, à Boston (1).

Indications au remplacement des bêta-cellulaire

La transplantation du pancréas ou la greffe d'îlots sont des techniques de remplacement des cellules bêta détruites par des phénomènes d'auto-immunité lors du développement du diabète juvénile (ou de type 1) dont le traitement de fond consiste en une insulinothérapie. La fameuse étude du Diabetes Control and Complications Trial (DCCT) avait montré des résultats qui sont demeurés valides : l'impossibilité de maintenir un contrôle glycémique correct, comme le montre une hémoglobine glyquée (HbA1c) élevée, est associée à une progression plus ou moins rapide du taux de rétinopathies, mais aussi d'autres complications secondaires du diabète, notamment la néphropathie et la macro-angiopathie (2). À l'inverse, si on parvient à très bien contrôler l'HbA1c, la progression des complications secondaires est contrôlée, mais, à l'inverse, on se heurte à un risque d'hypoglycémie sévère qui peut être extrêmement élevé (2).

La transplantation du pancréas ou la greffe d'îlots s'adressent donc à deux types de patients, les patients qui arrivent à une insuffisance rénale terminale et qui devront être transplantés en même temps que d'un rein, et les patients qui auront besoin d'une transplantation isolée pour prévenir, par exemple, un décès brutal sur un épisode hypoglycémique particulièrement grave (3, 4).

Le Dr Patrick Watson-Williams de Bristol, qui était en réalité un chirurgien ORL, a été le premier à avoir transplanté du tissu pancréatique en 1893. Il avait traité un jeune enfant en train de mourir d'une crise acidocétosique avec des extraits de pancréas de mouton qu'il avait fraîchement prélevés et « émincés » (5). C'était une époque où l'on ne connaissait pas l'insuline, ni même l'immunologie.

Cette expérience a été publiée dans le *British Medical Journal* de 1894. À la fin de cet article, Watson-Williams a écrit que : *« La possibilité de traiter le diabète pancréatique par le moyen de greffes de pancréas est certaine de recevoir beaucoup d'attention dans le futur immédiat* » (5). Il ne s'était trompé que sur la notion de l'immédiateté.

Techniques et résultats de la transplantation du pancréas

La première greffe de pancréas a été réalisée à Minneapolis en 1966 et, depuis cette date, la technique chirurgicale a évolué, mais a invariablement dû tenir compte du drainage des sécrétions exocrines de la glande (6), qui se réalise actuellement par l'intermédiaire d'un court segment de duodénum qu'on laisse connecter au greffon pancréatique. Le pancréas ayant deux artères, l'artère mésentérique supérieure pour la tête et l'artère splénique pour la partie gauche, un greffon d'interposition « en Y » prélevé sur la bifurcation artérielle iliaque du donneur, y est connecté, permettant ainsi la confection d'une anastomose artérielle unique chez le receveur, au niveau de l'artère iliaque commune en général (7). On peut choisir de faire un drainage veineux qu'on appelle systémique, c'est-à-dire de drainer la veine porte du greffon pancréatique sur la veine cave du receveur, ou alors un drainage portal, plus physiologique, qui consiste à drainer la veine porte du greffon sur la veine mésentérique supérieure du receveur (7). L'insuline va alors avoir un effet de « premier passage » dans le foie, que l'on n'observe pas avec un drainage systémique. Quant au drainage exocrine, on réalise le plus souvent actuellement un drainage appelé « entérique » dans lequel le moignon duodénal du greffon pancréatique est anastomosé sur l'intestin du receveur (7). Auparavant, et ceci se fait parfois encore dans des situations particulières, on anastomosait le moignon duodénal sur la vessie, ce qui permettait de mesurer l'amylasurie, qui était un témoin de la fonction du pancréas et permettait ainsi, en cas de brusque diminution, le dépistage précoce d'un éventuel rejet, autrement difficile à reconnaître à temps (6).

Les résultats de la transplantation du pancréas dépendent du type de transplantation. Les meilleurs résultats sont obtenus pour la greffe simultanée du pancréas et du rein avec, à 5 ans, 85 % de greffons pancréatiques fonctionnels. Pour la greffe de pancréas seul, elle est d'environ 50 %, probablement en raison de la plus grande difficulté de dépister le rejet lorsqu'on ne dispose pas du rein comme témoin. Globalement, la survie des greffons pancréatiques est de 70 % (8).

En ce qui concerne l'impact de la greffe de pancréas sur la survie des patients, les patients demeurant en liste d'attente pour une transplantation simultanée rein-pancréas, ont une survie à 10 ans de 25 %. Le diabétique de type 1 est le patient qui a la mortalité en dialyse la plus élevée de toutes les indications à la dialyse. Par contre, après une greffe de rein-pancréas, ou de pancréas après rein pour les patients qui disposent d'un donneur vivant pour le rein, la survie des patients est de plus de 75 % à 10 ans (9).

Innovation en transplantation pancréatique

La transplantation à partir de donneur vivant a été un développement innovant dans la greffe du pancréas qui a en fait été initialement rapportée dans les années 80. Cette expérience a été initiée à Minneapolis (10), mais s'est développée dans des pays d'Asie comme le Japon ou la Corée, où le nombre de donneurs en mort encéphalique est extrêmement faible pour des raisons culturelles (11). La survie des greffons à 10 ans est globalement équivalente pour les pancréas obtenus de donneurs vivants ou décédés. Dans une période plus récente, la survie des greffons pancréatiques à 1 an et à 10 ans était meilleure pour le donneur vivant que pour le donneur décédé (10, 12).

Il s'agit évidemment d'une greffe segmentaire, puisque l'on doit laisser la tête du pancréas chez le donneur pour éviter la survenue obligatoire d'un diabète pancréatoprive (12). La sélection des donneurs est évidemment extrêmement méticuleuse, afin d'éviter principalement les problèmes de développement d'un diabète secondaire. Pour la reconstruction, on anastomose le pancréas sur une anse intestinale en Y avec une pancréato-jéjunostomie comme pour une procédure de Whipple et des anastomoses vasculaires identiques à la situation du donneur décédé (13). Il est intéressant de noter qu'un certain nombre de transplantations pancréatiques ont été réalisées selon cette technique pour les pancréas de donneurs décédés dans les années pionnières (6).

Cette technique a été davantage développée par le prélèvement du pancréas chez le donneur vivant par voie laparoscopique, déjà en 1999, toujours à Minneapolis (14), puis par le prélèvement robotique dont le premier a eu lieu à Chicago en 2005 (15). Finalement, les premières transplantations pancréatiques réalisées intégralement par voie robotique ont été effectuées à Pise, en 2010, par Ugo Boggi (16).

Greffe des îlots de Langerhans : concepts et résultats

L'innovation ultime de la transplantation du pancréas est possiblement représentée par la greffe d'îlots de Langerhans. « Max » Dubernard aimait dire que la greffe de pancréas était en fait une greffe d'îlots vascularisés. Il a d'ailleurs imaginé, pour limiter les complications liées aux fuites pancréatiques qu'on connaît bien en cas de chirurgie du pancréas, d'injecter du néoprène, une résine synthétique, dans le canal pancréatique, aboutissant à l'atrophie complète du tissu exocrine et transformant ainsi le greffon en un organe vascularisé réduit à sa partie endocrine (17). Il s'agissait également, remarquait-il volontiers, d'une greffe composite, qui l'a amené par la suite aux transplantations de la main et du visage.

Comme pour la transplantation du pancréas, la première greffe d'îlots de Langerhans chez l'homme a été réalisée, en 1974, à Minneapolis, décidément pionnière dans le domaine (18).

Techniquement, le pancréas d'un donneur décédé est prélevé et préservé avant d'être soumis d'une part à un processus de digestion enzymatique par de la collagénase, mais également à un choc mécanique dans une chambre de digestion dans laquelle il a été placé pour aboutir à la dissociation du tissu pancréatique. À la fin de ce processus, on obtient un digestat de pancréas qui contient des îlots, mais également du tissu exocrine en petits éléments qu'il va falloir purifier. Ce tissu est purifié par centrifugation sur un gradient de densité, car le tissu endocrine est moins dense que le tissu exocrine. Finalement, après une période de maintien dans un incubateur, les îlots purifiés sont transplantés après avoir été conditionnés dans une poche comme pour une transfusion sanguine. Par un abord percutané, on va accéder à la veine porte et injecter lentement les îlots dans le foie où ils vont s'implanter (19).

La procédure d'isolement des îlots de Langerhans est une procédure techniquement compliquée et requérant un équipement et un personnel dédié et hautement spécialisé. La préparation des îlots permet par contre leur transport après conditionnement et leur transplantation à distance. Le réseau GRAGIL a été constitué, en 1997, autour du centre de Genève servant de laboratoire centralisé isolant les îlots pour les autres membres du réseau. Ce réseau franco-suisse comprenait au départ les centres universitaires de Grenoble, Lyon, Strasbourg et Besançon, et s'est par la suite agrandi. Dans le modèle de fonctionnement de GRAGIL, Genève reçoit les pancréas, isole les îlots et les renvoie dans le centre où le receveur le plus urgent ou le mieux compatible est identifié (20). Ce modèle a parfaitement fonctionné et les résultats de la greffe d'îlots à 10 ans de GRAGIL ont été récemment publiés, dans la seule étude, certes rétrospective, présentant des résultats en termes réels. Une fonction des greffons d'îlots d'environ 60 % à 10 ans a été observée, résultat identique pour les greffes d'îlots seuls (hypoglycémies graves) que pour les greffes d'îlots après rein (insuffisance rénale terminale et donneur vivant de rein). Une diminution significative de l'HbA1c a été obtenue jusqu'à 10 ans post-greffe, ainsi que pour la glycémie à jeun et les besoins en insuline qui sont abaissés sans forcément maintenir l'insulino-indépendance chez tous les patients (21).

Actuellement, la greffe d'îlots de Langerhans permet d'obtenir un bon contrôle glycémique, mais le plus souvent sur le long terme avec une fonction d'îlots qu'on peut qualifier de partielle (attestée par la détection de peptide C circulant), puisqu'une fraction significative des patients doit reprendre une insulinothérapie. Remarquablement, pour une large majorité des patients, de l'ordre de 80 %, on parvient à abolir les épisodes hypoglycémiques souvent même avec une fonction relativement médiocre. Il faut noter que pour atteindre ces résultats, l'administration de deux à trois injections d'îlots (donc 2-3 donneurs) par receveur est nécessaire (21-23).

L'essai clinique TRIMECO est une étude franco-suisse multicentrique qui a inclus le réseau GRAGIL et le centre de Lille. Il s'est agi d'une étude randomisée, contrôlée de phase 3 à deux bras, qui a inclus 50 patients recrutés dans 15 centres dans les indications d'îlots seuls ou îlots-après-rein. Les patients ont été randomisés 1 : 1 entre une mise en liste d'attente immédiate *versus* retardée de 6 mois pour le groupe contrôle. Le critère de jugement principal était le bêta-score à 6 mois, comparé entre le groupe transplanté vs le groupe contrôle sous insulinothérapie intensive. Le bêta-score est un score de fonction du greffon d'îlots développé à Edmonton, allant de 0 à 8 (8 représente une fonction parfaite) et calculé sur la base de 4 paramètres : les besoins en insuline, l'HbA1c, la glycémie à jeun et le peptide C circulant.

Le critère de jugement principal était significativement meilleur dans le groupe traité (6 vs 1 ; $p<0.001$). Les besoins en insuline à 6 mois étaient nettement diminués (0.05 U/kg/jr vs 0.45 U/kg/jr ; $p<0.0001$), de même que l'HbA1c (5.6 % vs 8.2 % ; $p<0.0001$) qui était normalisée. La proportion de patients qui avaient une HbA1c< 7 % en l'absence d'événements hypoglycémiques était de 92 % vs 0 % (24).

Parmi les critères de jugement secondaires, les patients des 2 groupes ont été étudiés à 1 an après greffe, chacun étant son propre témoin : l'HbA1c et les besoins en insuline étaient significativement meilleurs avec un taux d'insulino-indépendance à 1 an de 59 %. La proportion de patients ayant une HbA1c<7 % en l'absence d'hypoglycémie était de 70 % (24). Au final, les résultats sont fonctionnellement un peu moins bons que ceux de la greffe de pancréas, mais pour une procédure qui est globalement beaucoup moins invasive et qui offre des bénéfices même en l'absence d'insulino-indépendance.

Limites de l'allotransplantation pour le diabète de type 1

L'allotransplantation de tissus producteurs d'insuline (pancréas, îlots) se heurte à deux problèmes majeurs qui rendent ces modalités applicables seulement à une population très sélectionnée de patients. Les résultats en sont excellents, mais il existe un excès de patients diabétiques de type 1 par rapport au nombre de donneurs d'organes disponibles. La nécessité d'une immunosuppression chronique oblige également à peser les risques de l'immunosuppression contre les bénéfices de la greffe. Nous proposons donc actuellement à nos patients un modèle dans lequel la transplantation de pancréas ou d'îlots allogénique permet le traitement d'une minorité de patients, alors que l'on souhaiterait pouvoir offrir un modèle où l'on peut offrir une guérison pour tous.

Vers le pancréas bioartificiel

Le principal mérite de la greffe d'îlots est qu'elle est un modèle pour la thérapie cellulaire du diabète du futur, et peut mener au développement du pancréas bioartificiel. Le concept de pancréas bioartificiel repose sur l'implantation au patient diabétique, dans un site à déterminer, une « construction » comprenant des cellules produisant de l'insuline de façon régulée, qui peuvent être allogéniques, xénogéniques, ou issues de cellules souches par exemple. Ces cellules devront être intégrées dans un matériau synthétique ou biologique, en utilisant une stratégie de bio-ingénierie et

d'encapsulation qui peut être une macro-capsule, une microcapsule ou une nanocapsule (25).
Les cellules souches sont probablement la source « infinie » de cellules productrices d'insuline la plus proche de la réalisation clinique. À partir de cellules-souches embryonnaires, on a été capable de différencier des amas cellulaires qui ressemblent à des îlots et produisent de l'insuline, du glucagon et de la somatostatine. Plusieurs étapes intermédiaires sont nécessaires et, en particulier, celles passant par des étapes de précurseurs pancréatiques endocrines, n'ayant pas encore atteint une différenciation finale (26). Deux compagnies basées aux États-Unis ont commencé des essais cliniques avec ces types de cellules (27).
La compagnie ViaCyte a complété un premier essai clinique utilisant leurs cellules PEC-01, soit des cellules-précurseurs pancréatiques développées à partir de cellules-souches embryonnaires, et encapsulées dans une structure en polytétra-fluoroéthylène (PTFE). Ces petits pancréas bioartificiels ont été implantés sous la peau de patients diabétiques, sans immunosuppression. Ce premier essai (NCT04678557) a démontré la survie des cellules après 2 ans de suivi, mais également une absence de réelle fonction systémique et une biocompatibilité nettement suboptimale (28). Un second essai (NCT03163511) a été initié dans lequel le même pancréas bioartificiel est percé de trous (système ouvert) afin qu'une néovascularisation puisse y pénétrer pour oxygéner ces cellules et améliorer la biocompatibilité. Une immunosuppression est évidemment requise. Des résultats préliminaires ont montré une fonction marginale de ces greffons (29). Les résultats finaux sont attendus, mais ces deux études représentent néanmoins une preuve de concept et ont démontré la possibilité que des cellules dérivées de cellules-souches puissent se développer en cellules productrices d'insuline et survivre *in vivo*.
La compagnie Vertex a quant à elle lancé cette année un essai clinique (NCT04786262) dans lequel des pseudoîlots fonctionnels également obtenus à partir de cellules souches embryonnaires (cellules VX-880) seront injectés dans la veine porte afin de tester leur fonctionnalité avant de passer par un stade d'encapsulation.

Génération d'organoïdes producteurs d'insuline

L'approche suivie à l'Université de Genève pour le développement d'un pancréas bioartificiel passe par la génération d'organoïdes pour le composant sécrétant l'insuline. Nous avons décidé d'utiliser des dérivés de la membrane amniotique obtenue à partir de placentas de grossesses à terme, matériel disponible en grandes quantités et ne posant pas de problème éthique. Les cellules amniotiques épithéliales sécrètent des facteurs angiogéniques et ont des propriétés anti-inflammatoires, immunomodulatrices et de caractéristiques cellules souches. De plus, elles possèdent une matrice extracellulaire quasiment identique à celle des îlots de Langerhans (30).

Les organoïdes sont composés de cellules bêta, de cellules épithéliales amniotiques (AEC) et de cellules endothéliales réagrégées en structures sphéroïdiques. Elles sont intégrées dans un hydrogel, également produit à partir de membrane amniotique, en utilisant une stratégie de macro-encapsulation. Le pancréas bioartificiel ainsi fabriqué sera greffé idéalement en sous-cutané ou dans une poche épiploïque.

Les premières étapes de ce projet ont déjà été réalisées et publiées. Nous avons généré des organoïdes rudimentaires, composés uniquement de cellules endocrines d'îlots dissociées et d'AECs, et les avons transplantés à des souris diabétiques, parvenant ainsi à normaliser leur glycémie de façon plus efficace qu'avec des îlots natifs (31). Nous avons ensuite testé notre hydrogel en y incorporant des îlots entiers, ce qui a également permis la réversion rapide du diabète chez 100 % des animaux alors qu'avec des îlots seuls ou incorporés dans un hydrogel contrôle, on obtenait seulement à 60 % de correction prolongée du diabète (32). Ces résultats ne sont que les premiers éléments d'un projet global qui consistera à transplanter un pancréas bioartificiel composé d'organoïdes, incorporant des cellules insulino-sécrétantes obtenues à partir de cellules souches, des AECs et des cellules endothéliales, incorporées à l'intérieur de notre hydrogel produit à partir de la membrane amniotique (33). Ces perspectives peuvent sembler utopiques, mais l'utopie est une idée avec laquelle « Max » Dubernard a beaucoup joué, qu'il se faisait un plaisir de tenter d'atteindre et dont il a parfois démontré qu'elle ne méritait pas son nom. Si les développements récents que je vous ai présentés, aux niveaux clinique et expérimental, réalisent un jour leur potentiel complet, on le devra en grande partie au pionnier qu'a été « Max » Dubernard.

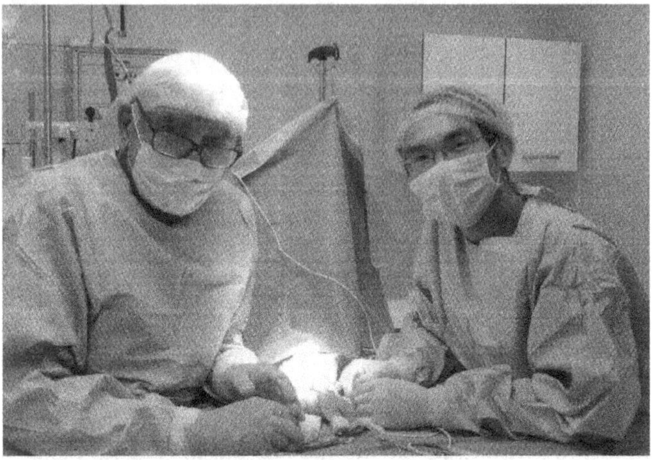

Greffe expérimentale sur un cochon (training)
à l'école vétérinaire avec un résident chinois.
Jean-Michel Dubernard est sur la gauche[1].

Références bibliographiques :

1. Martin X., Badet L., Morelon E., Berney T., Obituary : Jean-Michel "Max" Dubernard (1941-2021). Transpl Int., 2021 ; 34(9) : 1740-1.
2. Group DCaCTR, Nathan D. M., Genuth S., Lachin J., Cleary P., Crofford O. et al., The effect of intensive treatment of diabetes on the development and progression of long-term complications in insulin-dependent diabetes mellitus. N. Engl. J. Med., 1993 ; 329(14) : 977-86.
3. Niclauss N., Meier R., Bedat B., Berishvili E., Berney T., Beta-Cell Replacement: Pancreas and Islet Cell Transplantation. Endocr. Dev., 2016 ; 31 : 146-62.
4. Choudhary P., Rickels M. R., Senior P. A., Vantyghem M. C., Maffi P., Kay T. W. et al., Evidence-informed clinical practice recommendations for treatment of type 1 diabetes complicated by problematic hypoglycemia. Diabetes Care., 2015 ; 38(6) : 1016-29.

[1] © Gil Dubernard, 2023 (même série photographique qu'à la page 44).

5. Williams P. W., Notes on diabetes treated by extracts of sheep's pancreas. Br. Med. J., 1894 ; 19 : 1303-4.
6. Squifflet J. P., Gruessner R. W., Sutherland D. E., The history of pancreas transplantation : past, present and future. Acta Chir. Belg., 2008 ; 108(3) : 367-78.
7. Berney T., Badet L., Pancreas transplantation. In : Oniscu G., Forsythe J. L. R., Pomfret E. A., Transplantation Surgery. Berlin : Springer (ed.) ; 2019, pp. 461-84.
8. Kandaswamy R., Stock P. G., Miller J., Skeans M. A., White J., Wainright J. et al., OPTN/SRTR 2019 Annual Data Report : Pancreas. Am. J. Transplant., 2021 ; 21 Suppl. 2 : 138-207.
9. Fridell J. A., Niederhaus S., Curry M., Urban R., Fox A., Odorico J., The survival advantage of pancreas after kidney transplant. Am. J. Transplant., 2019 ; 19(3) : 823-30.
10. Sutherland D. E., Radosevich D., Gruessner R., Gruessner A., Kandaswamy R., Pushing the envelope: living donor pancreas transplantation. Curr. Opin. Organ. Transplant., 2012 ; 17(1) : 106-15.
11. Choi J. Y., Jung J. H., Kwon H., Shin S., Kim Y. H., Han D. J., Pancreas Transplantation From Living Donors : A Single Center Experience of 20 Cases. Am. J. Transplant., 2016 ; 16(8) : 2413-20.
12. Kirchner V. A., Finger E. B., Bellin M. D., Dunn T. B., Gruessner R. W., Hering B. J. et al., Long-term Outcomes for Living Pancreas Donors in the Modern Era. Transplantation. 2016 ; 100(6) : 1322-8.
13. Sharma S., Barrera K., Gruessner R. W. G., Surgical techniques for living donor pancreas transplantation. In : Orlando G., Piemonti L., Ricordi C., Stratta R. J., Gruessner R. W. G., Transplantation, Bioengineering and Regeneration of the Endocrine Pancreas. 1. London : Academic Press (ed.), 2020, pp. 81-95.
14. Tan M., Kandaswamy R., Sutherland D. E., Gruessner R. W., Laparoscopic donor distal pancreatectomy for living donor pancreas and pancreas-kidney transplantation. Am. J. Transplant., 2005 ; 5(8) : 1966-70.
15. Horgan S., Galvani C., Gorodner V., Bareato U., Panaro F., Oberholzer J. et al., Robotic distal pancreatectomy and

nephrectomy for living donor pancreas-kidney transplantation. Transplantation, 2007 ; 84(7) : 934-6.
16. Boggi U., Signori S., Vistoli F., D'Imporzano S., Amorese G., Consani G. et al., Laparoscopic robot-assisted pancreas transplantation : first world experience. Transplantation. 2012 ; 93(2) : 201-6.
17. Dubernard J. M., Traeger J., Gelet A., Martin X., Pozza G., Secchi A. et al., Clinical experience with 31 pancreatic allografts in man. Horm. Metab. Res. Suppl., 1983 ; (13) : 59-62.
18. Sutherland D. E., Matas A. J., Najarian J. S., Pancreas and islet transplantation. World J. Surg., 1977 ; 2(1) : 185-95.
19. Merani S., Shapiro A. M., Current status of pancreatic islet transplantation. Clin. Sci. (Lond.), 2006 ; 110(6) : 611-25.
20. Kempf M. C., Andres A., Morel P., Benhamou P. Y., Bayle F., Kessler L. et al., Logistics and transplant coordination activity in the GRAGIL Swiss-French multicenter network of islet transplantation. Transplantation, 2005 ; 79(9) : 1200-5.
21. Lablanche S., Borot S., Wojtusciszyn A., Skaare K., Penfornis A., Malvezzi P. et al., Ten-year outcomes of islet transplantation in patients with type 1 diabetes: Data from the Swiss-French GRAGIL network. Am. J. Transplant. 2021 ; online ahead of print.
22. Vantyghem M. C., Chetboun M., Gmyr V., Jannin A., Espiard S., Le Mapihan K. et al., Ten-Year Outcome of Islet Alone or Islet After Kidney Transplantation in Type 1 Diabetes: A Prospective Parallel-Arm Cohort Study. Diabetes Care, 2019 ; 42(11) : 2042-9.
23. Vantyghem M. C., Raverdy V., Balavoine A. S., Defrance F., Caiazzo R., Arnalsteen L. et al., Continuous glucose monitoring after islet transplantation in type 1 diabetes : an excellent graft function (beta-score greater than 7) Is required to abrogate hyperglycemia, whereas a minimal function is necessary to suppress severe hypoglycemia (beta-score greater than 3). J. Clin. Endocrinol. Metab., 2012 ; 97(11) : E2078-83.
24. Lablanche S., Vantyghem M. C., Kessler L., Wojtusciszyn A., Borot S., Thivolet C. et al., Islet transplantation versus insulin therapy in patients with type 1 diabetes with severe hypoglycaemia or poorly controlled glycaemia after kidney transplantation (TRIMECO): a multicentre, randomised

controlled trial. Lancet Diabetes Endocrinol., 2018 ; 6(7) : 527-37.
25. Iacovacci V., Ricotti L., Menciassi A., Dario P., The bioartificial pancreas (BAP) : Biological, chemical and engineering challenges. Biochem. Pharmacol., 2016 ; 100 : 12-27.
26. Migliorini A., Nostro M. C., Sneddon J. B., Human pluripotent stem cell-derived insulin-producing cells: A regenerative medicine perspective. Cell Metab., 2021 ; 33(4) : 721-31.
27. de Klerk E., Hebrok M., Stem Cell-Based Clinical Trials for Diabetes Mellitus. Front Endocrinol. (Lausanne), 2021 ; 12 : 631463.
28. Henry R. R., Pettus J., Wilensky J., Shapiro A. M. J., Senior P. A., Roep B. et al., Initial Clinical Evaluation of VC-01TM Combination Product - À Stem Cell–Derived Islet Replacement for Type 1 Diabetes (T1D). Diabetes, 2018 ; 67 : 138-OR.
29. Shapiro A. M. J., Thompson D., Donner T. W., Bellin M. D., Hsueh W., Pettus J. H. et al., Insulin Expression and Glucose-Responsive Circulating C-Peptide in Type 1 Diabetes Patients Implanted Subcutaneously with Pluripotent Stem Cell-Derived Pancreatic Endoderm Cells in a Macro-Device, 2019 ; Preprint available at SSRN : https://ssrn.com/abstract=3501034 or http://dx.doi.org/10.2139/ssrn.3501034.
30. Wassmer C. H., Berishvili E., Immunomodulatory Properties of Amniotic Membrane Derivatives and Their Potential in Regenerative Medicine. Curr. Diab. Rep., 2020 ; 20(8) : 31.
31. Lebreton F., Lavallard V., Bellofatto K., Bonnet R., Wassmer C. H., Perez L. et al., Insulin-producing organoids engineered from islet and amniotic epithelial cells to treat diabetes. Nat. Commun., 2019 ; 10(1) : 4491.
32. Bellofatto K., Lebreton F., Wassmer C. H., Hasany M., Khatri R., Hanna R. et al., Islets loaded in hydrogel derived from human amniotic membrane reverse diabetes in immunodeficient mice. Transpl. Int., 2021 ; 34 : 179.
33. Wassmer C. H., Lebreton F., Bellofatto K., Bosco D., Berney T., Berishvili E., Generation of insulin-secreting organoids: a step toward engineering and transplanting the bioartificial pancreas. Transpl. Int., 2020 ; 33(12) : 1577-88.

Innover, c'est s'interdire de transgresser ?

Par le Pr Emmanuel Fournier[1]

Introduction, remerciements, liens d'intérêt

Le cœur et les usages, mais le premier bien plus que les seconds, veulent que je prenne quelques minutes du temps et de l'attention que vous avez la bienveillance de m'accorder, pour vous remercier profondément de m'avoir invité à participer aux réflexions de votre assemblée en hommage à Jean-Michel Dubernard. Je crains que, trop usés, les mots ne soient insuffisants pour vous exprimer ma reconnaissance et pour lui dire mon admiration, l'une et l'autre singulières. J'espère seulement en trouver quelques-uns assez sensibles pour vous faire entendre qu'ils ne sont “pas que des mots” – à quel point je suis impressionné d'être là aujourd'hui devant vous – quelques mots assez clairvoyants pour saisir les raisons d'être ainsi touché. Certaines de ces raisons ont trait à la question d'innover que l'amitié de Bernard Devauchelle me demande d'aborder avec vous aujourd'hui et par laquelle il voudrait saluer l'œuvre novatrice de celui que vous appelez « Max » (1). Je devrais d'ailleurs entrer tout de suite dans le vif du sujet, car un hommage et des remerciements supposent déjà d'innover, de s'y mouiller, s'ils veulent être autre chose que des rituels. Prenez donc, je vous prie, mes tentatives pour vous dire ma sincère gratitude comme une façon aussi d'introduire et de commencer ma réflexion, non de la reculer. Paul Valéry, à une assemblée de chirurgiens, disait la conscience que la chirurgie lui faisait prendre de la futilité d'un travail sur les mots. Que vaut une occupation *« toute intellectuelle, dont les productions ne sont sujettes à aucune vérification ni sanction par les faits »* devant vous *« qui pensez et agissez sous le contrôle perpétuel de vos actes »* (2) ? Cette conscience se doublait chez Paul Valéry d'un sentiment d'illégitimité lié à son inexpérience totale en matière d'actes chirurgicaux. N'est-il pas embarrassant pour un homme sans expérience d'aller parler de chirurgie à ceux qui la pratiquent, qui agissent, et qui ont l'humilité de se soumettre au jugement des personnes sur lesquelles ils portent réellement la main ? Vous

[1] Département d'Éthique, hôpital de la Pitié-Salpêtrière.
Le Pr Emmanuel Fournier nous a quittés en 2022.

comprendrez dans ces conditions que je n'ai pas de mal à reconnaître en moi, décuplés, les sentiments de Paul Valéry à paraître en philosophe devant des chirurgiennes et des chirurgiens. Si lui déclare son insuffisance, quelle insignifiance devrais-je déclarer, moi ? Et ce qui aggrave aussi mon émoi et mon embarras de m'adresser à vous, c'est de ne pas pouvoir me prévaloir de la même innocence que lui, étant né dans la chirurgie, mon père m'y ayant initié très tôt et m'ayant amené à réaliser très jeune quelques interventions en premier de cordée. Je ne fais pas ces déclarations pour me vanter maladroitement devant vous, mais d'abord parce qu'il est courtois de se présenter et "éthiquement correct" de déclarer ses liens d'intérêt, en l'occurrence ces liens sont d'affection, celle que j'ai pour la chirurgie ; ensuite parce que je ne peux pas parler en ce lieu sans évoquer la mémoire de mon père ; enfin et surtout pour vous convaincre de la conscience aiguë que ces expériences chirurgicales de jeunesse me donnent de mon incompétence chirurgicale. Celui qui ne connaît rien d'un domaine peut sans doute imaginer, mais non pas mesurer l'ignorance réelle qu'il en a. Aussi modestes aient-elles été, mes expériences passées sont amplement suffisantes pour que j'apprécie l'étendue de mon illégitimité et les risques que je prends aujourd'hui à tourner la suite de ce discours vers le monde dont la chirurgie, il y a tout juste 40 ans, n'a finalement pas réussi à me détourner. Celui de la philosophie et du dessin, avec lequel je suis venu, à défaut de naître dedans, qui m'appelait plus fort et de plus loin encore que ne le faisait la chirurgie, bien qu'avec beaucoup moins de promesses d'utilité ou de réussite, voire même avec de bonnes assurances d'inutilité et de non-reconnaissance – mon père me le prédisait. Un monde intellectuel certes, un monde tout de verbes, de traits et de vents sans doute, un domaine d'ombres dirait Paul Valéry, mais un domaine dont je voudrais pourtant vous montrer qu'il est – comme la chirurgie, bien que tout autrement – le domaine de la main et de l'acte, un domaine propice pour réfléchir à ce que veut dire innover – et qui sait ? –, un domaine qui ne serait pas sans la moindre utilité, quoique d'une autre manière que la chirurgie. Je parlerai de l'une à travers l'autre.

Innover, donc dépasser et transgresser

En relisant le *Discours aux chirurgiens*, on peut se demander si, sous les aveux de modestie de Paul Valéry et ses témoignages de courtoisie envers son auditoire, ne se jouait pas autre chose. Si en même temps, ne cherchaient pas à se libérer un questionnement et un regard sur la chirurgie qui pourraient être d'autant plus nouveaux qu'ils seraient dégagés de servitudes à l'égard de celle-ci. Reconnaître notre futilité et notre illégitimité n'est-ce pas une manière de nous affranchir de liens trop serrés pour permettre l'innovation ? N'avoir pas de bien, de titre ou de pouvoir à défendre, pas d'obligation ni de compte à rendre, pas de règle à respecter, ni de maître ou de passé à honorer, ne rend-il pas plus facile d'oser ? Peut-être que pour oser faire autrement, il faut être extérieur aux pratiques usuelles. Du moins peut-on se le dire pour s'y exhorter mentalement. L'idée de n'être tenu à rien, de ne rien devoir, de ne rien valoir a une vertu d'encouragement qui n'est pas à rejeter, mais de fait, nous ne partons pas de rien, nous ne sommes pas sans liens ni dettes. Innover, ce n'est pas toujours créer ex nihilo. Nous n'avons généralement pas à innover dans un domaine que nous appréhenderions de l'extérieur et dont une intuition géniale nous donnerait d'emblée une vision supérieure, mais dans un milieu où nous sommes immergés et que nous voulons rendre moins insatisfaisant. Ce qu'il faut pour innover, c'est non pas nier les avoirs et les devoirs qui pèsent sur nous, mais plutôt les dépasser ou les retourner, d'obstacles en bras de levier. C'est ce que nous disent nos encouragements : nous ne sommes pas obligés de croire immuables les conditions qui s'exercent sur nous ni de faire de nos dettes des redevances éternelles. Nous pouvons nous appuyer sur les unes et les autres – fussent-elles de peu de consistance – sans en faire des entraves, au contraire. Et nous ne sommes pas forcés de restreindre nos visées à des objectifs, des règles et des critères d'évaluation préétablis. Ce à quoi nous encourager, c'est à alléger le poids supposé de nos devoirs, à desserrer nos contraintes ou les représentations paralysantes que nous nous en faisons, et à surmonter ce qui se croit établi de façon définitive, universelle ou unique. Il y a fort à faire. Innover pose toujours problème – en chirurgie comme ailleurs – et ne manque jamais de susciter de légitimes résistances. D'abord parce que des problèmes pratiques et des risques se profilent. Que ce soit greffer une main, puis deux mains, ou bien pratiquer la première ascension d'un pic, puis ouvrir une voie Nord, ou encore concevoir un nouveau langage, puis un autre, dans tous les cas, ça ne s'était jamais fait, ça pouvait ne pas marcher pour des raisons qu'on ignorait, qu'on pouvait légitimement craindre et au-devant desquelles l'acte faisait aller. Il a fallu essayer. Certains risques pouvaient être mesurés et assumés, pris en connaissance de cause, après avoir rassemblé toutes les conditions raisonnables pour les surmonter. Mais d'autres risques restent inconnus, il faut accepter de les découvrir en chemin et d'avoir à improviser. Cela peut effrayer ou rendre hésitants certains tempéraments. Cependant, les risques pratiques et les appréhensions qu'ils engendrent ne sont pas les seuls obstacles à l'innovation. Les plus sérieux sont d'ordre mental ou éthique. Car innover, c'est transgresser. Ne serait-ce que les préjugés et les principes d'une éthique précautionneuse et fataliste ? Comment essayer de nouvelles méthodes, de nouveaux langages, comment secouer les liens qui entravent, si l'on met en avant le principe de précaution ou la prévention des dangers et si l'on considère ce qui est comme le fruit du destin ou d'une histoire achevée, ne pouvant être autrement ? (Remarque – Vivre, est-ce accepter tout ce qui arrive, se contenter du médiocre, ce qu'on appelle communément "être philosophe", "fataliste" ou "résilient" ? Ou bien est-ce refuser de vivre dans des conditions insatisfaisantes, estimant que « ça ne vaut pas le coup de vivre comme ça », est-ce partir explorer des conditions ou des possibilités nouvelles, voulant vivre et penser fort et autrement, fût-ce avec trois fois rien ?). Mais c'est surtout transgresser les usages et les habitudes sécurisantes. Comment innover et porter au jour des possibilités alternatives sans bousculer les habitudes construites autour des solutions existantes et sans trahir ce que l'on a appris ? Changer inquiète. L'apparition d'une nouvelle pratique, d'un nouveau langage ou d'une nouvelle pensée est perçue comme une menace par ceux qui ont eu du mal à acquérir une forme de pratique, de langage ou de pensée, et qui s'identifient à l'effort qu'ils ont fait pour y parvenir. De là, pour certains, le besoin de se recroqueviller sur des pratiques qu'ils voudraient immuables et sur des principes éthiques édifiés pour préserver un état de l'art idéalisé. L'écrivain Hermann Hesse disait que le craintif (en vérité, il disait : le bourgeois) place *« un gardien, une conscience, une morale, une police entre son âme et lui, et n'approuve rien de ce qui sort directement de cet abîme sans que cette autorité l'ait d'abord estampillé. L'artiste, lui, ne se méfie pas de ce pays intérieur, mais justement de ces autorités frontalières. »* (3). Pourquoi innover ? Pourquoi se l'interdire ? Peut-on s'interdire de transgresser et d'innover ? Pourquoi le ferait-on, pourquoi se l'interdirait-on ? Par égard aux règles et aux institutions qui se sont élaborées à force de travail, d'intelligence et d'expérience ? Par peur d'être banni du groupe ou du milieu auquel on appartient ou duquel on voudrait être reconnu ? Par respect de l'éthique et de ce qu'elle protège ? (4) Mais quelle éthique et qui ou quoi protège-t-elle ? Quelles personnes, quelles choses, quelles conditions de l'art, ou plutôt quelles idées de celles-ci ? Peut-on s'en tenir à une éthique déférente, garante de normes conservatrices, de savoirs et de pouvoirs qui nous refusent des possibilités autres que celles que le sort et les usages nous réservent ? Il y a un fond de fatalisme et surtout de pessimisme et de méchanceté à maintenir les personnes, les choses et les arts dans leur état, sous prétexte de ne pas leur faire courir de dangers, et afin surtout de ne pas prendre soi-même de risques. S'il est humain et louable de s'apitoyer, il n'est pas toujours inutile de se demander sur qui ou sur quoi et pour quelles raisons. Je pense à celles et ceux qui font les frais d'entreprises risquées et aventureuses, mais je pense aussi à tous celles et ceux dont les malheurs et les défauts n'ont pas reçu de solution, ou pas de solution satisfaisante, et qui sont restés dans leur état malheureux. Brève parenthèse. Cette critique qui peut être faite à l'éthique dans sa prétention à protéger les personnes est familière à la chirurgie, me semble-t-il. Par nature, et sans même évoquer ses pratiques innovantes, dans le geste même de porter la main sur les maux d'autrui, la chirurgie est transgressive pour une éthique qui pose dans son principe premier le respect de l'intégrité des corps. Dès la première incision, il y aurait atteinte à la personne. À mon sens, ce n'est pas que la chirurgie soit non éthique et qu'elle viole les personnes. Au contraire, les réponses pratiques que la chirurgie apporte aux problèmes concrets des gens, le soin attentif et actif qu'elle prend des personnes réelles devraient amener l'éthique à s'interroger sur sa maladresse à protéger une idée de personne abstraite. Pour clore cette parenthèse, il faudrait noter que la chirurgie est non seulement transgressive, mais, par nature aussi, novatrice, car personnalisée, devant adapter ses pratiques à l'anatomie de chaque personne, toujours nouvelle, et à des cas particuliers qui appellent parfois des solutions inédites ou improvisées. De ce point de vue, ce qui est coupable, c'est le refus de chercher des techniques innovantes adaptées à chaque personne ; ce sont les fausses raisons qu'on se donne pour s'éviter de penser, de chercher mieux et d'affronter les risques. L'éthique bien comprise devrait mettre au service de l'innovation sa "sensibilité" aux personnes et sa connaissance de l'incroyable diversité de leurs points de vue. Ce qui serait non éthique, ce serait de ne pas oser et de ne pas transgresser, de n'avoir pas d'autre ambition ni perspective que de perpétuer des idées reçues et de protéger des règles qui nous condamnent aux solutions communes. Les esprits étroits n'imaginent pas qu'on puisse innover autrement que par intérêt personnel, vaine avidité de gloire ou quête de reconnaissance. Ce sont leurs perspectives, étroites. Mais innover, ce n'est pas céder à un activisme empressé d'exploit, c'est avant tout reconnaître l'insuffisance des solutions existantes et ne pas s'en satisfaire. C'est inventer, essayer, porter au jour des possibilités nouvelles et donc transgresser les pratiques et les institutions qui se sont bâties en disciplines (ou en procédures de normalisation et de contrôle) autour des solutions insuffisantes. (Remarque – pour autant, la transgression ne saurait devenir un principe. Cela signifierait se laisser déterminer – à l'envers certes – mais se laisser déterminer néanmoins par ce à quoi l'on voudrait échapper – s'y subordonner. D'ailleurs, il n'est pas toujours nécessaire d'innover. Parfois, les solutions communes sont parfaitement adaptées.) Il se peut que, dans toute innovation, se mêlent des intérêts personnels comme dans toute entreprise humaine et peut-être ces intérêts aident-ils à l'audace, mais ils n'en sont ni l'âme ni le ressort. Il n'a pas été suffisamment souligné que l'innovation procédait d'une insatisfaction, d'un refus ou d'une révolte vis-à-vis de l'existant, c'est-à-dire d'une hypersensibilité à ce qui ne va pas et d'une souffrance particulière à le supporter. Marre de l'insuffisant et d'en souffrir. Marre de répéter les solutions qu'on sait mauvaises. Marre des coutumes qui se contentent de l'insuffisance et s'y enferment, s'y reconnaissent et s'y identifient. Ceci dit, si l'on innove avant tout par refus de désespérer de l'existant, on le fait aussi – il faut le reconnaître – par surabondance d'idées nouvelles et d'aspirations : non tant par envie de transgresser et d'aller de travers (parce qu'en outre, on en a marre du pareil, marre du même, et parce que, si c'est interdit, c'est que c'est intéressant, qu'il se cache des possibilités réprouvées, des intérêts défendus), que par croyance que « ça pourrait marcher », par confiance dans l'Imaginé et l'Inconnu. Des élans que les esprits conformistes ne connaissent pas. Pourtant, si chacun de nous aspire à faire comme les autres, par esprit grégaire ou par une sorte de soif d'humanité, chacun aspire aussi à se dépasser. Alors nous inventons de nouvelles méthodes, d'autres solutions, de sorte à disposer d'une palette élargie de possibilités et à pouvoir choisir, le moment venu, celle qui sera la meilleure pour chaque cas particulier, en pesant soigneusement les indications respectives.

Innover et transgresser : le sort de la philosophie

Innover et transgresser, c'est à quoi est tenue la philosophie – comme la chirurgie, les sciences ou l'art. D'abord parce qu'il y a matière à insatisfaction en philosophie, ou plus précisément nécessité de dépasser les naïves satisfactions qui nous envahissent aussitôt que nous nous mettons à penser (5). Nous nous émerveillons des mots qui nous viennent, des noms, des concepts et des théories que nous forgeons, comme s'ils nous disaient ce qui est, qui nous sommes et où nous allons, comment être et comment vivre. Mais ne le disent-ils pas trop et ne disent-ils pas autre chose ? Ces noms et ces concepts sur lesquels nous nous appuyons ne pensent-ils pas d'avance et à notre place ? Certes, ils peuvent répondre à notre besoin d'assurances – nous pouvons croire ce que nous disons avec eux –, mais ne disent-ils pas les choses générales et convenues que nous demandons à la langue et à la grammaire de dire ? Ne manquent-ils pas d'interroger les situations particulières, faute de laisser s'exprimer ce qui demande plus d'écoute et de retenue ? (Celui qui accepte une forme n'accepte-t-il pas aussi un contenu, des conditions et des références implicites, philosophiques, historiques ou socioculturelles, infiltrées dans la forme et qui peuvent entraver son devenir ?) De fait, la philosophie est toujours exposée à croire ce qu'elle dit, à s'y enfermer et à se mettre en contradiction avec son projet originel : douter, penser, faire penser, libérer, créer… Si nous voulons pouvoir être et vivre d'une manière qui ne nous installe pas dans une solution arrêtée avant même que nous fassions quoi que ce soit, ne faut-il pas revenir sur notre façon même de dire et de penser ce qui est ? Pouvons-nous être à l'aise avec des méthodes et une langue où l'on parle d'êtres, et de choses comme s'ils étaient, alors qu'ils sont seulement supposés par les noms qui les désignent et les usages qui les corroborent ? Quand ils ne sont pas tout bonnement affabulés, construits à la demande au fur et à mesure que nos discours se déroulent ! Allons-nous nous contenter de nous fabriquer des prothèses ou de rapiécer nos interrogations en déplaçant dessus des lambeaux de pensées toutes faites ? Voulons-nous nous laisser emprisonner dans des pensées où nous ne nous reconnaissons pas ? Leur échapper ne va pas de soi. La philosophie a aussi ses contrôleurs, ses éthiciens et ses lobbies, garants du savoir philosophique, des manières de faire académiques, des intérêts et des pouvoirs. Et la philosophie a aussi ses conformistes qui répètent les "bonnes manières" qu'ils ont apprises et qui craignent ce qui les menacerait. Mais ces contrôleurs et ces conformistes, c'est d'abord nous-mêmes qui défendons nos habitudes de pensée, qui nous servons de notre grammaire pour garantir nos certitudes et qui faisons de nos philosophies des fauteuils confortables ou des prisons dont il nous est difficile de sortir ou même de voir les murs. Si c'est chercher, être et vivre que nous voulons, alors il faut nous y prendre autrement. Innover, transgresser, bousculer la pensée dans ses habitudes. La faire boiter un peu, ou la faire courir de côté, pour l'encourager à se chercher. La former dans une langue nouvelle où elle se trouve en quelque sorte en langue étrangère – étrangère à elle-même. La situation n'est pas perdue, car si notre langue nous façonne, elle reste une matière vivante à façonner. Nous pouvons placer en elle une confiance supérieure, qui dépasse notre légitime défiance envers les usages normatifs qui en sont faits. Si les mots sont les tissus et les organes sur lesquels opère la philosophie, il faut pratiquer sur eux des exérèses, des plasties, des greffes : inciser les sentences, réséquer les noms trop bavards, retirer les attributs trop savants, extirper les déterminants trop définitifs ; dénuder les verbes, exciser les concepts nécrosés, débrider les phrases fibrosées, libérer les textes ankylosés ; aviver infinitifs et participes, transplanter conjonctions et compléments, rapprocher et suturer les pensées disjointes, revasculariser et réinnerver les idées déshabitées. Bref, agir. Mettre les mains dans la langue pour remettre la pensée en mouvement, lui rendre ses fonctions, sa mobilité, en rendre l'usage : être, vivre et penser en acte. Sembler vouloir démolir, vouloir outrager. Pourtant, ne faire qu'innover et essayer : seulement, essayer de faire être autrement, essayer de dire de sorte à inciter. Prenons nos gants de chirurgie. Provoquons la pensée à défaut de vouloir se substituer à elle. Incitons-la au lieu de chercher à la saisir. Libérons-la, faisons-la être, plutôt que la dire. À nous de jouer, de penser personnellement. Donnons-nous une place active et à l'écoute. Il y a eu et il y aura beaucoup de noms et de concepts en philosophie, beaucoup de théories. Beaucoup de jargons taillés sur mesure aussi, et je n'ai pas pu éviter d'en rajouter, fût-ce en procédant à des soustractions et des allègements, des curages et des drainages (6). Le recours à de nouvelles façons de faire la philosophie vise à apporter un contrepoint qui n'exclut pas les anciennes manières, qui ne les remplace pas plus qu'une œuvre d'art ou un dessin en efface d'autres, mais qui peut donner de l'air lorsque les chemins conceptuels deviennent trop encombrés et trop décalés de nos préoccupations.

Conclusion – agir et se fragiliser

Innover, c'est avant tout permettre d'exister à ce qui n'existait pas, et accessoirement et inévitablement transgresser. Ce qui se cherche dans l'innovation – en philosophie comme en chirurgie –, c'est une sorte de chemin de traverse, une manière d'être et d'aller différente, destinée non à balayer le reste, mais à l'éclairer autrement, à ouvrir des horizons nouveaux et à libérer des possibilités inconnues. Quitte à renouveler les problèmes et les façons de voir. Ne devons-nous pas revenir sur les idées que nous nous faisions de ce sur quoi nous allions porter la main ; réviser les préjugés que nous entretenions sur ce que toléreraient la Vie, la Nature, l'Humanité, la Pensée… et finalement renforcer nos confiances en elles ? Moyennant un coup de main, un homme peut, non pas peut-être faire totalement siennes les mains offertes par un autre, mais se les approprier, en faire son affaire et vivre avec. Un autre petit coup de main peut donner à la pensée, non pas peut-être l'assurance de se produire, mais un champ où se déployer sans d'emblée se condamner. Cependant, innover, c'est peut-être aussi nous révéler quelque chose de nous que nous ne connaissons pas. Solliciter une sorte de réserve d'indétermination en nous. Donner la parole – dans le geste même où nous nous mettons en position active et où nous nous exposons – à ce qu'il y a d'incertain et d'indéterminé dans notre condition. Mettre nos verbes en pratique, en action, nous confier à nos mains, et en même temps aller au-devant de notre fragilité, une fragilité qui recèle peut-être plus de possible que nos assurances.

Références bibliographiques :

1. Dubernard JM. La greffe de membre : du rêve à la réalité. In Boulanger JC, Laude M, Petit J, Safavian AA, eds. Plus tôt que la vie, plutôt que la mort. Actes des 2e Journées pédagogiques d'Éthique médicale d'Amiens. London : John Libbey – Eurotext ; 2001 : 133- 143.
2. Valéry P. Discours aux chirurgiens, 1938. In Œuvres. Paris : Éditions Gallimard, La Pléiade ; 1957 : 907-923.
3. Hesse H. Le langage, 1918. In Le métier d'écrivain. Paris : Éditions Payot & Rivages ; 2021 : 15-24.
4. Le Clainche-Piel M. Éthiques et pratiques en innovation chirurgicale : le cas de la greffe du visage. Sciences sociales et Santé. 2013 ; 31 : 59-85.
5. Fournier E. L'infinitif des pensées. Paris : Éditions de l'éclat, 2000 : 9-14.
6. Fournier E. Être à être. Paris : Éditions de l'éclat ; 2021 : 7-17.

Jean-Michel Dubernard, le premier à avoir transformé notre organisation sanitaire

Par le Pr Jacques Belghiti[1]

La médecine a depuis longtemps étendu sa fonction de soin individuel à la préservation et à l'amélioration de la santé sociétale tandis que la chirurgie s'est longtemps restreinte aux soins des victimes de blessures, de traumatisme et à l'extraction de corps étranger ou de tumeurs. Jean-Michel Dubernard fut un des premiers à positionner la chirurgie dans sa dimension de santé publique en s'emparant de ses conséquences économiques, éthiques et politiques. Il nous a montré que le chirurgien peut prendre toute sa place dans l'organisation sanitaire de la société. Ses qualités de chirurgien transplanteur innovant et sa proximité au pouvoir politique lui ont permis d'améliorer et même de transformer notre système d'organisation des soins avec la création de la Haute Autorité de Santé (HAS) en 2004. Jean-Michel Dubernard a exploité toutes les qualités de l'exercice chirurgical. Disponible, audacieux, meneur d'équipe son implication dans la transplantation d'organe, véritable enjeu de santé publique, a marqué très tôt son engagement. En innovant dans le domaine de la transplantation du pancréas, puis de la transplantation des membres et de la face, il a hissé au plus haut niveau son service à l'hôpital Edouard-Herriot de Lyon. Cette audace a été soutenue par l'utilisation de multiples talents scientifiques internationaux inspirée de sa pratique du rugby. Généreux et dévoué à ses malades, son refus du corporatisme a été forgé par la reconnaissance des multiples compétences engagées dans la transplantation. Dans cette pratique, ce sont les chirurgiens qui participent activement aux choix des greffons et des receveurs grâce à leur expertise exclusive du risque opératoire. Ils impriment leur capacité de choisir et de décider en perpétuelle situation de ressources limitées. L'expérience du chirurgien avec sa connaissance des données de la littérature lui permet de bien connaître les facteurs de risques qu'il doit peser pour chaque candidat à une intervention. La balance bénéfice-risque qui soutient la décision

[1] Membre de l'Académie nationale de Médecine et de l'Académie nationale de Chirurgie ; membre honoraire du collège de la HAS.

chirurgicale le rend particulièrement réfractaire à l'injonction du principe de précaution et explique les tensions avec certains médecins, et administratifs. Ce d'autant que le discours du chirurgien est direct. Il est habitué à partager avec le malade et son entourage des décisions thérapeutiques parfois traumatisantes, ses paroles doivent être facilement perçues. Il sait aussi écouter les plaintes exprimées par les malades de son champ d'expertise. Ces échanges ont été renforcés par l'obligation d'information des risques et par l'obtention d'un consentement préopératoire. Le chirurgien peut être considéré comme un des meilleurs porte-parole des malades. Il sait plaider la prise en charge des traumatismes et du handicap. Il peut freiner les pressions de l'opinion publique même relayées par des politiques. Aux USA, les chirurgiens ont montré par des études prospectives que la limitation drastique du temps de formation des internes nuisait à la qualité de leur formation. La voix des chirurgiens peut rééquilibrer une tendance populaire qui tend à médicaliser de multiples événements de la vie courante incluant les difficultés sexuelles ou l'insomnie, et à contribuer à limiter la surconsommation de médicaments. Couramment confrontés à l'urgence, les chirurgiens acquièrent une capacité à s'adapter lorsque les ressources humaines et techniques sont déficientes. Leur sens du réel, leur capacité à choisir avec un discours clair leur offre la possibilité de redynamiser des instances de gouvernance. Jean-Michel Dubernard a pris très tôt une place dans les instances de gouvernance. Vice-président du comité de soutien de Jacques Chirac pour l'élection présidentielle de 1981, il était conseiller municipal de Lyon et adjoint au maire en 1983. Élu en 1986 pour la première fois député, il le reste pendant plus de 20 ans, il a été aussi président de la commission des affaires sociales pendant plusieurs années. Son implication en santé publique est attestée par la rédaction de plusieurs ouvrages questionnant la maladie d'Alzheimer. L'hôpital a oublié l'homme en 1997 et Sauvons la Sécu en 2004, année de la création de la Haute Autorité de Santé (HAS). Créée par la loi du 13 août 2004, la HAS est une première mondiale. Autorité publique indépendante à caractère scientifique, elle est dotée de plusieurs missions incluant l'évaluation du service attendu des médicaments, dispositifs médicaux et actes du service qu'ils rendent. La séparation par la HAS de l'évaluation des dispositifs médicaux (DM) de celle des médicaments reste quasi unique au monde, car contrairement au médicament, l'efficacité du DM est liée à l'expertise de l'opérateur et il est quasi impossible de mener des études contrôlées en aveugle. Nommé en 2008 membre du collège de la HAS, où je l'ai connu en 2014, Jean-Michel Dubernard a présidé pendant plusieurs années la commission d'évaluation des DM et des actes (CNEDIMTS). Après avoir obtenu le marquage CE qui définit son niveau de risque, la mission de cette commission a été d'établir si ce DM doit être pris en charge par la solidarité nationale. Cette évaluation requiert une expertise scientifique particulière avec le souci de faire bénéficier la communauté d'un progrès médical sans menacer le budget de la sécurité sociale tout en favorisant l'innovation. C'est dans cet esprit que Jean-Michel Dubernard a introduit le forfait innovation avec un remboursement dérogatoire des DM innovants qui n'ont pas encore scientifiquement démontré leur intérêt. La force de cette institution qu'il a quittée en 2017 est d'assurer plusieurs missions incluant l'évaluation des pratiques professionnelles, l'accréditation des équipes médicales, la certification des établissements de santé et l'élaboration des guides de bonne pratique. Elle s'est enrichie d'une commission d'évaluation médico-économique. Mais, cette accumulation de fonctions a conduit la HAS à accumuler des normes qui ont restreint son dynamisme scientifique. L'expertise scientifique est limitée par un recours exclusif à des experts sans lien d'intérêt, par la mise à l'écart des sociétés savantes suspectées d'être liées avec l'industrie pharmaceutique et par une défiance vis-à-vis de la presse médicale. L'indépendance de la HAS a été récemment limitée par la décision de laisser, au ministère de la Santé, la responsabilité de nommer une grande partie des membres du collège. Quoi qu'il en soit, Jean-Michel Dubernard, notre MAX, peut-être très fier de cette institution.

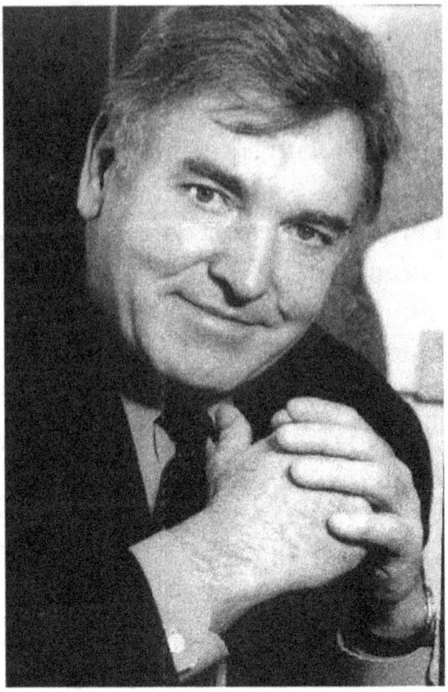

Pr Jean-Michel Dubernard (photo réalisée à l'occasion d'une greffe de la main, certainement destinée à une campagne électorale)[1].

[1] © Gil Dubernard, 2023.

Parcours politique d'un chirurgien : impact et motivations

Par le Dr Bernard Accoyer[1]

Ce n'est pas sans émotion que je m'exprime ici après le décès de Jean-Michel Dubernard dont j'étais proche. Xavier Martin m'a demandé de partager quelques réflexions sur le parcours d'un chirurgien en politique, ses motivations, son utilité. Sans verser dans la dimension historique, on peut rappeler que, de tout temps, les chirurgiens ont marqué l'histoire par leur engagement public. De Georges Mareschal, confident de Louis XIV, qui fonda l'Académie de chirurgie, en passant par de la Martinière qui la présida 37 ans, à Larey, à Augagneur, à Samuel Pozzi, également président de l'Académie, qui sauva la vie du capitaine Dreyfus. Sous la IIIe République, si les avocats étaient particulièrement nombreux dans les assemblées parlementaires, les médecins l'étaient aussi. Sous la Ve République, leur présence reste réelle, mais de moins en moins surtout pour les chirurgiens en raison de la préoccupante professionnalisation du personnel politique. Mais, revenons à notre si regretté collègue. Jean-Michel Dubernard, l'homme, le chirurgien, le scientifique, l'humaniste qu'il était, sera honoré en ces murs. Un hommage officiel sera rendu par ses pairs à l'un de nos plus brillants collègues. Et je le dis comme je le pense à l'un des plus grands chirurgiens de la fin du XXe siècle. Aujourd'hui, il me revient seulement d'identifier en analysant le parcours de Max Dubernard, puisque, seule, sa mère l'appelait Jean-Michel, ses motivations et l'utilité de cet engagement, afin d'en tirer des observations générales pour les chirurgiens qui s'engagent en politique. C'est à la fois facile parce qu'avec Max tout était clair et net, voire éclatant, rien n'était caché, c'était même « cash », ce qui lui a valu de solides inimitiés et ne l'a pas du tout aidé dans sa carrière politique. Mais, c'est aussi audacieux, car je ne vois personne parmi nos collègues engagés en politique qui aient eu une telle force de travail, de telles capacités et qualités pour faire progresser autant notre art, pour changer ou sauver autant de vies dans le monde. Ce qui est remarquable, c'est

[1] Président honoraire de l'Assemblée nationale ; membre de l'Académie nationale de chirurgie.

que ce chirurgien, ce scientifique, ce chercheur inlassable et visionnaire ait réussi à mener aussi et en même temps une véritable et grande carrière politique. Cette double réussite est le fruit d'une audace, d'une curiosité, d'une intelligence et d'une grande humanité. Max aimait les gens et plus volontiers les gens modestes, ou ceux qui venaient de loin. Il n'avait pas de préjugés, mais il était persuadé qu'il fallait toujours apprendre et enseigner. Son séjour aux USA auprès de Joe Murray, prix Nobel de physiologie et de médecine en 1990, devenu son mentor et son ami, l'aura imprégné toute sa vie. Car, Max était d'une fidélité en amitié à toute épreuve comme il ne se privait pas de dire ce qu'il pensait aux fats et aux imbéciles. Parmi les motivations d'un chirurgien à s'engager, même si cela fait « ancien monde », la tradition sociale ou politique familiale est souvent présente. Pour Max, c'est une évidence, une imprégnation au contact d'un père emblématique et généreux, médecin généraliste et maire de Charly pendant près d'un demi-siècle. Parmi les autres motivations : les innombrables rencontres et la notoriété professionnelle créent une base électorale que beaucoup de professions n'ont pas. Une autre motivation est le contact et l'échange avec des personnalités administratives ou politiques, que l'on côtoie professionnellement, ou dont on soigne la famille. On touche des doigts, c'est le cas de le dire, des personnalités de pouvoir. Le pouvoir, loin des caricatures anti-médicales, le chirurgien est obligé d'en détenir et de l'exercer sur la santé et/ou la vie de ses patients. Mais aussi, sur les indispensables équipes qui l'entourent. L'obligation de résultat, qui se substitue de plus en plus à l'obligation de moyens, forge le caractère et rend très difficilement supportables les tracasseries administratives, le poids de la bureaucratie et les innombrables contraintes réglementaires, ou législatives. Elle incite également à prendre le pouvoir. L'entrée dans le parcours politique se fait presque toujours par un mandat local. Politiquement, cet engagement est statistiquement plus souvent à droite. Max était, quant à lui et avant tout, un gaulliste social, mais la gauche a aussi ses 29 chirurgiens connus : Alain Calmat, champion du monde de patinage artistique et vice-champion olympique, ou encore le sulfureux Jérôme Cahuzac.
Max est élu pour la première fois en 1983 conseiller municipal de Lyon. Il est en pleine activité professionnelle, ses travaux débouchent sur des avancées thérapeutiques majeures. Il faudrait en

citer d'innombrables, mais comment ne pas rappeler la lithotritie ou la première greffe de pancréas en 1976 ? L'élu municipal élargit sa notoriété et, s'il aime les gens, s'il répond à leurs appels, s'il se montre sensible aux situations difficiles, la voie est ouverte pour un mandat national. C'est ce que fait Max en 1986 où il est élu pour la première fois député du Rhône. Il sera constamment réélu dans la plus difficile des circonscriptions de Lyon pour la droite jusqu'en 2007 : la 3e. La ville de Lyon lui doit la restructuration des HCL et tant d'autres choses. Trente et un ans durant, Max va continuer à mener de front ses activités chirurgicales de pointe : en particulier, ses premières mondiales avec la première greffe de main en 1998, des deux avant-bras en 2000 et, avec Bernard Devauchelle, la première greffe partielle de visage. Cette double activité n'est pas sans créer des situations hors du commun. Ainsi, lors de la première greffe de main en 1998, Max est à l'Assemblée nationale quand on l'informe en soirée que les conditions attendues depuis longtemps pour cette intervention historique sont enfin réunies. Ni une, ni deux, il appelle un taxi et demande précipitamment au chauffeur de le conduire à Lyon. Dix minutes plus tard, il est à la gare de Lyon, place Louis-Armand dans le XIIe arrondissement de Paris. À l'issue d'une discussion animée et argumentée matériellement, il sera conduit à destination en pleine nuit. Quant à l'utilité d'un engagement politique pour le chirurgien, cela dépend uniquement du travail de l'élu.

Pour l'utilité d'un engagement parlementaire :

• Les chirurgiens sont habituellement à la commission des Affaires sociales. Ils interviennent dans les débats sanitaires, le PLFSS ;

• Max a été élu président de la Commission des Affaires sociales de 2002 à 2007 avec un rôle législatif déterminant. Il a eu une influence majeure dans la loi bioéthique de 2004 et la loi sur le handicap en 2005, ainsi que dans la réforme des retraites en 2003. La loi Santé en 2004 dont il a été le rapporteur (il a été l'auteur d'un livre intitulé *Sauvons la sécu*).

Ensemble, nous avons réglementé la profession de psychothérapeute. Là encore, une anecdote me vient à l'esprit. Max présidait alors la commission des Affaires sociales de l'Assemblée et son aide m'était indispensable pour modifier la législation en comblant un vide juridique sur lequel mon attention avait été attirée. Je fus vite rassuré sur sa mobilisation quand il me raconta les aventures du boucher qui tenait boutique non loin de sa permanence parlementaire. Les affaires du commerçant avaient prospéré jusqu'à ce qu'une supérette vendant de la viande s'installe dans le voisinage. Les clients ayant déserté sa boutique, le boucher tomba en dépression. Mais, non loin de là, était installée une psychothérapeute autoproclamée à qui l'infortuné est allé se confier. Bien lui en a pris, car le boucher a retrouvé le moral et la prospérité en devenant lui-même… psychothérapeute. Plus sérieusement, convaincu de l'importance de l'évaluation, Max a eu un rôle décisif dans la création de la HAS. Son exemple n'est pas extrapolable, mais il illustre, en forçant tous les traits, les motivations et l'utilité de l'engagement politique pour un chirurgien. Reste une question pourquoi Max n'a-t-il pas été ministre de la Santé ? Une responsabilité, où je suis sûr, il aurait excellé. Je vois deux raisons : la première est qu'aux yeux du Président de la République, Max, qui était très proche de Jacques Chirac, est toujours resté avant tout un chirurgien plus qu'un politique. La seconde est que Max était trop entier pour se taire devant les erreurs et les contradicteurs. Or, en politique, c'est un trait de caractère qui fait peur. Je dirais surtout qu'il était « trop ». Il était trop au sens que donnait à ce mot Jacques Chirac. Trop pour Chirac, c'est ce qui longtemps l'a retenu de soutenir la candidature de Nicolas Sarkozy pour la présidentielle de 2007. Quant à l'approche de cette échéance électorale cruciale j'abordais le sujet, Chirac m'expliquait que Sarkozy était trop libéral, trop atlantiste… trop petit et il finissait en déployant ses grands bras par un retentissant : *« Il est trop ! »*. Eh bien, je crois que sur Max, il portait le même jugement, il le trouvait trop. Mais, avec deux différences fondamentales toutefois, Chirac avait, pour l'homme, de l'affection et, pour le chirurgien, de l'admiration. Un chirurgien exemplaire nous a quittés. Pour ma part, comme avec beaucoup d'entre vous, je resterai toujours immensément fier d'avoir été son ami.

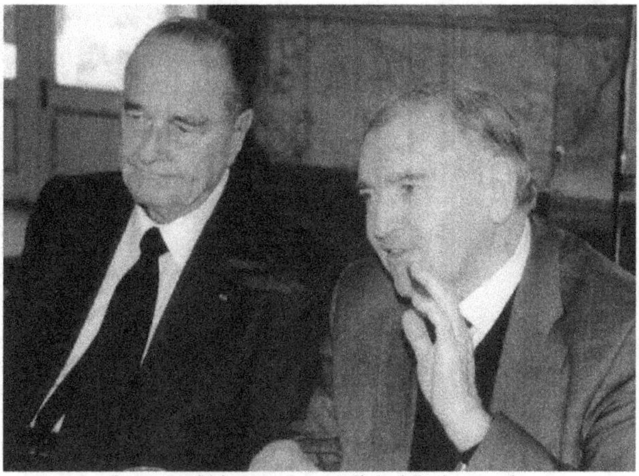

Jacques Chirac et Jean-Michel Dubernard.
Rencontre dans le cadre de la Fondation Chirac.
Jean-Michel Dubernard était le président de son comité scientifique[1].

[1] © Gil Dubernard, 2023.

Derrière le chirurgien, une âme…

Par le Pr Bernard Devauchelle[1]

« Nous nous trouvons devant un homme de génie qui a commencé par faire de grandes découvertes et qui s'est demandé ensuite comment il fallait s'y prendre pour les faire ; marche paradoxale en apparence, et pourtant la seule naturelle, la manière inverse de procéder ayant été tentée beaucoup plus souvent et n'ayant jamais réussi » (1). Au pied du buffet de grandes orgues des aiguilles de Chamonix sont alignées, tels des claviers superposés de leur console, les tombes de son cimetière. Là, repose désormais la dépouille de Jean-Michel Dubernard. Quel sens donner à ce détour métaphorique (l'Alpe, la musique) vers un hommage académique ? Il s'agit d'inviter le lecteur nourri des témoignages, qui ont été rendus lors d'une séance solennelle dédiée le 8 septembre 2021 à la mémoire de notre ami regretté, dont les textes précédents sont le fruit d'un souvenir propre ou d'une expérience vécue, et partagée, à ne pas figer sa lecture dans un regard rétrospectif, voire nostalgique, mais à la considérer comme une invitation à poursuivre l'œuvre, et, à défaut, à prendre exemple des leçons recueillies.

Regard

Dans cette double acception du mot : réitération, rétrospection, mais aussi mise en garde, conservation. *« Le monde existe aussi longtemps que je le tiens sous mon regard et que je n'oublie pas de retourner vers lui mon regard »* (2). Qui sait de l'attachement profond qu'avait Jean-Michel Dubernard à la musique ? Une semaine avant son décès, il assistait en compagnie de celle dont il partageait la vie, au festival d'Aix-en-Provence, à la représentation de l'opéra de Wagner, *Tristan et Iseut*. L'Amour - la Mort !

Prémonition ?

Souvenir cruel, prémonitoire aussi, quand il nous invita à une représentation exceptionnelle, il y a un peu plus de dix années de *Mort à Venise* de Benjamin Britten à l'opéra de Lyon. Souvenir enfin d'une discussion sévère avec ce ministre qui critiquait le choix

[1] Institut Faire Face, Amiens.

de sa collection de disques, riche d'interprétations légendaires. Nous n'avons jamais parlé de musique, nous nous contentions de l'écouter et de nous en nourrir. Du sommet de l'aiguille du Midi, une fois franchi le pont et traversé le petit tunnel qui fait passer du versant nord à la face sud, on accède, éblouissement du matin, à cette arête pentue qui mène à la vallée Blanche. Combien de fois l'a-t-il arpentée à ski ? Cette longue descente serpente entre séracs et crevasses, contourne la dent du Requin, la bien nommée, pour rejoindre la mer de Glace et accéder au Montenvers. De retour dans la vallée, et suivant les torrents qui s'écoulent de la montagne, il y a, juste à l'aplomb de cette mer, ce magnifique chalet où il allait volontiers. De l'ample terrasse s'offre alors à la vue, la face nord des Drus et le sommet de l'aiguille Verte. Nul doute que le nom des montagnes reflète en miroir le caractère de ceux qui les contemplent. Et s'il est fait état par la pratique du rugby que Jean-Michel Dubernard affectionnait (la charge symbolique du 3e ligne qui sort de la mêlée pour porter le ballon avant de le passer à son demi d'ouverture), le monde de la montagne sied bien au personnage : celui du chef de cordée tout entier tourné vers l'autre.

Confidence

Ce cadeau, reçu de ses mains, face cachée du personnage, *L'anthologie de la poésie française.*

« Heureuse solitude,
Seule béatitude,
Que votre charme est doux !
De tous les biens du monde,
Dans ma grotte profonde,
Je ne veux plus que vous. » (3)

Jean-Michel Dubernard, poète ? Dire enfin, dans un style plus académique, ce qui fonda une solidarité inaltérable. L'aventure de la première « greffe de visage ». Une première rencontre, les premiers jours d'août 2005, née d'un curieux cheminement labyrinthique (psychanalytique). Quand tout opposait nos apparentes personnalités. Épais dossier bibliographique sous le bras, son premier désir, avant toute discussion, son premier impératif : *« voir la patiente »*. Réflexe premier, selon lui, du *« médecin »*. Dès lors, dans ce qui fut une magnifique symphonie concertante, chacun tint son rôle avec pugnacité, intelligence et humilité. Pugnacité quand

Jean-Michel Dubernard réussit à balayer les réticences des représentants de l'AFSSAPS et convaincre la direction de l'Agence de Biomédecine du bien-fondé de l'entreprise. Intelligence quand, réunissant hématologistes, immunologistes, dermatologues de son équipe, il proposa d'accompagner cette première « en infusant des cellules souches de la donneuse afin de créer ce qu'il appela un nanochimérisme. Humilité quand, le moment venu de la transplantation arrivé avec l'équipe lyonnaise sur le lieu de prélèvement, il revêtit l'habit pour « tenir les pelles » du jeune chirurgien qui prélevait un lambeau sentinelle avant que d'assister, discret et silencieux, au temps microchirurgical, s'effaçant avec élégance devant le transplant revitalisé. Le Minotaure, personnage mythologique auquel Jean-Michel Dubernard s'identifiait volontiers, - sa destinée à travers sa vie professionnelle, notre vie en définitive, nourrie de chair humaine -, est libre aujourd'hui du labyrinthe de la vie. Qu'aux voiles noires de notre deuil, nos regards se nourrissent des voiles blanches de son héritage !

<u>Références bibliographiques</u> :

1. Bergson Henri - « La pensée et le mouvant » - Paris : PUF, 1969.
2. Clair Jean - « L'an 1895 : d'une impossible anatomie » - Paris, l'Echoppe, 2004.
3. Ducis J.-F. - « Stances » in *La Pléiade* d'André Gide, « Anthologie de la poésie française » - Paris, Gallimard, 1949.

L'héritage de Jean-Michel Dubernard

Jean-Michel Dubernard, « Max », était un homme de valeurs, de conviction et un humaniste par-dessus tout. Il croyait en l'homme et en l'intelligence humaine. Et cela aura guidé toute sa vie aussi bien professionnelle que familiale.

Il avait un esprit d'équipe, acquis très jeune sur les terrains de rugby. C'est sur ces mêmes terrains que se créeront ses plus fidèles amitiés. En médecine ou en politique, il aura mis en application les valeurs du sport qu'il affectionnait. Oui, il faut un capitaine, mais, sans une équipe solide, le capitaine n'est rien. Il avait su réunir autour de lui des talents venus des quatre coins de France et du monde avec pour chacun des expertises reconnues. C'est en fédérant ce mélange d'intelligences et de cultures qu'il a pu hisser le service d'urologie et de la transplantation du Pavillon V de l'hôpital Édouard Herriot au rang des services les plus prestigieux au monde. Avec ses collaborateurs, ils ont réalisé, en regroupant des équipes nationales et parfois internationales, plusieurs premières mondiales. Mais, le progrès n'a d'intérêt que s'il est partagé par tous et peut profiter au plus grand nombre. C'est ainsi que ce bourreau de travail réalisera de très nombreuses publications dans des revues nationales et internationales. Pour ses élèves étrangers, le contrat était clair, ils avaient vocation à pratiquer leur art dans leur pays d'origine pour en faire bénéficier les malades du monde entier.

Depuis sa formation de deux ans à l'Université de Harvard alors qu'il était interne, il était attiré par le modèle américain notamment dans le domaine de la recherche. La recherche aura été l'autre moteur de sa carrière médicale. Fasciné par le cerveau humain, il pensait que celui-ci n'avait pas de limite. D'une curiosité insatiable, il était toujours à l'affût des innovations dans quelque domaine que ce soit. Et comme il me le disait souvent : *« Quand tu penses avoir eu une bonne idée, regarde autour de toi il y a sûrement quelqu'un d'autre qui l'a déjà eu ! ».*

Son père, médecin accoucheur, lui aura transmis le sens de l'intérêt public. Il avait mené une double carrière médicale et publique en étant maire de Charly (Rhône) pendant 42 ans.

Toujours guidé par le besoin d'être utile et de faire avancer des projets, c'est tout naturellement qu'il se tournera vers la politique.

Moins adroit qu'en médecine, notamment en raison de son franc-parler, mon père aura néanmoins eu une brillante carrière en étant adjoint au maire de Lyon sous trois mandatures successives ainsi que député de la 3e circonscription de Lyon pendant plus de 20 ans. Il contribuera notamment à l'élaboration des lois de bioéthique et à la création de la HAS (Haute Autorité de Santé). Cette double carrière médicale et politique lui vaudra d'être décoré de la Légion d'honneur sur le perchoir de l'hémicycle entouré de ses petits-enfants.

Sur le plan familial, le chirurgien transplanteur était loin d'être là tous les soirs, mais il était toujours présent quand on avait besoin de lui. Alors que j'avais neuf ans et que nous faisions tous les deux, le tour des Cévennes à pied, à dormir à la belle étoile, nous contemplions la Voie lactée et il me parlait de ses interrogations sur la vie, l'univers, l'infiniment grand. Il n'a jamais cessé de travailler, de transmettre, voire d'aiguillonner enfants et petits-enfants, leur répétant à l'envi qu'il fallait croire en ses rêves.

Tu croyais en l'éternité par la transmission des gènes de génération en génération. Comme je suis fier d'avoir hérité des tiens.

Épicurien, bon vivant, il connaissant toutes les bonnes tables de la capitale des Gaules. Et même si les dernières années de sa vie l'auront quelque peu éloigné de Lyon, il restait Lyonnais dans l'âme. Amoureux de la vie, il aurait voulu vivre encore de nombreuses années, mais usé par une vie trépidante, JMD, encore surnommé *« Je me dépêche »*, nous a quittés brutalement. Le vide est immense, mais mon fils Alexis m'a justement dit : *« Pépé, ce n'est pas une vie, mais dix vies »*.

Merci pour tout ce que tu m'as, tu nous as apporté.

Nous savons depuis longtemps le privilège de t'avoir eu comme père.

Pr Gil Dubernard

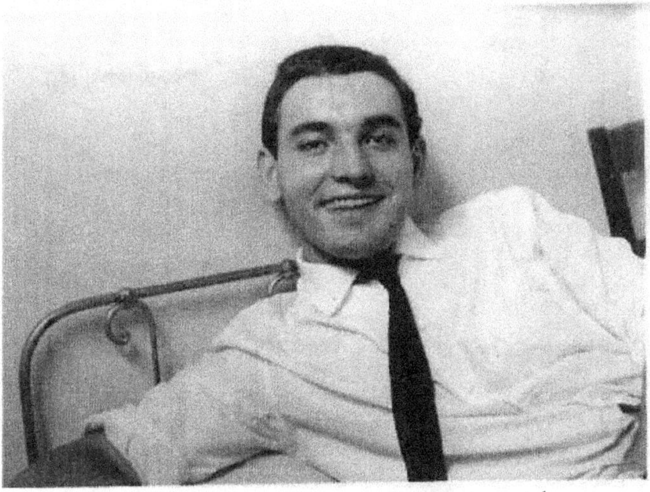
Jean-Michel Dubernard dans sa chambre de garde[1].

[1] © Gil Dubernard, 2023.

Chapitre II
Histoire de la Médecine[1]

[1] Ne concernera que les aspects médico-politiques de la vie du Pr Jean-Michel Dubernard.

Histoire de la transplantation d'organes

Par le Dr Xavier Riaud[1]

À la fin de sa carrière, Jean-Michel Dubernard a défendu l'œuvre chirurgicale d'Alexis Carrel et les avancées médicales qui en ont découlé. Notre homme a même revendiqué une filiation chirurgicale avec son prédécesseur. Pourtant, enfant de la Résistance, Jean-Michel Dubernard ne s'est jamais exprimé sur les idées politiques et eugénistes de son aïeul médical[2]. Vu son implication personnelle dans la Résistance, chose dont il était fier, il est évident malgré tout qu'il n'approuvait pas au fond de lui la fin de parcours de cet autre chirurgien lyonnais. Toutefois, selon lui, l'œuvre médico-chirurgicale prévalait sur tout. Il admirait l'intelligence et tout esprit constructif, ce qui était pour lui plus important que tout[3].

« On ne peut que constater l'intérêt très marqué pour la transplantation à Lyon. Depuis la fin du XIXe siècle, il ne s'est jamais démenti. Il tire sans doute son origine des pionniers en la matière, Mathieu Jaboulay et Alexis Carrel. Leurs travaux ont fait rêver et, depuis, l'imaginaire de la transplantation continue de génération en génération... » (Badet et al., 2021)

Dès 1952 et la première greffe rénale du Pr Jean Hamburger, Jean-Michel Dubernard était obsédé par la possibilité de réaliser une greffe. Il en rêvait depuis l'enfance. Il dira même un jour à Gil, son fils, gynécologue, et à Lionel Badet : *« Il faut vous lancer dans la greffe d'utérus*[4]*. »*

Pour aboutir aux greffes effectuées par Jean-Michel Dubernard, le chemin a été long et a été parsemé d'écueils comme le rappelle brièvement ce texte.

---

1 Membre libre de l'Académie nationale de Chirurgie, Membre titulaire de l'Académie nationale de Chirurgie dentaire, Médaille de vermeil du Conseil national de l'Ordre des Chirurgiens-dentistes.

2 Avec tous mes remerciements au Pr Philippe Bonnichon, membre de l'Académie nationale de Chirurgie, et à Mme Marine Fontaine pour leur article remarquable qui m'a été d'une aide considérable.

3 Propos confirmés par son fils Gil et Mme Camille Frances-Dubernard.

4 Témoignage inédit du Pr Gil Dubernard recueilli par téléphone le vendredi 19/05/2023.

Définitions (selon le *Dictionnaire de l'Académie nationale de Médecine*, 2021)

- Greffe : Opération qui consiste à prélever des cellules, un tissu ou un organe sur un donneur pour les introduire chez un receveur pour pallier une perte de substance ou remplacer un organe défaillant.
- Transplantation : Opération chirurgicale réalisant l'insertion dans un organisme humain d'un organe ou d'un fragment de membre appartenant au même organisme ou à un autre de même espèce.
- Autogreffe : Greffe dont le greffon est prélevé sur l'individu qui le reçoit. La première autogreffe est attribuée à von Walther (1782-1849), ophtalmologue et chirurgien allemand, en 1820. La popularisation de l'autogreffe est due à un chirurgien américain, Albee, qui publia un livre sur les techniques d'autogreffe osseuse en 1915.
- Allogreffe : Greffe de tissus ou transplantation à partir d'un donneur génétiquement différent de la même espèce animale. La première allogreffe est réalisée chez un enfant par McEwen à Glasgow en 1879 et, chez un adulte, par Poncet (1848-1913), chirurgien militaire français, à Paris en 1887.
- Xénogreffe : Greffe provenant d'un sujet d'une espèce différente. La première xénogreffe (bovin) est attribuée à Percy (1754-1825), chirurgien militaire de la Grande Armée vers 1800.

L'os est le tissu humain le plus greffé. La greffe osseuse est une des plus anciennes greffes de tissus. Les diverses mythologies donnent peu d'exemples de transplantation. Par contre, ce n'est pas le cas des légendes chrétiennes qui en foisonnent.

Au IIIe siècle, deux frères jumeaux d'origine arabe, Côme et Damien, exercent gratuitement la médecine dans une ville de Cilicie, une région de l'actuelle Syrie. Pour diffuser la foi chrétienne dont ils se réclament, les deux saints dispensent gratuitement leur art, aux hommes et aux animaux. Saint Côme et saint Damien, aujourd'hui saints patrons des chirurgiens, ont réalisé la première allogreffe de jambe au Ve siècle apr. J.-C. La scène de ce miracle a été immortalisée par une peinture (circa 1510) par Fernando del Rincón (1450-1517), exposée au musée du Prado à Madrid. Le sacristain, atteint de gangrène, opéré aurait survécu avec une nouvelle jambe prélevée chez un Éthiopien (Trèves, 2014).

Saint Eloi, au Ve siècle, aurait réimplanté les pattes d'un cheval après les avoir ferrées.

Au XVIe siècle, Gaspare Tagliacozzi Trigambe (1545-1599), médecin italien, réalise des greffes de peau totale à partir de lambeaux brachiocéphaliques. En 1869, Jaques-Louis Reverdin (1842-1929), un chirurgien suisse, réussit la première greffe de peau. En 1890-1895, Sydney Ringer (1835-1910), physiologiste et pharmacologiste anglais, met au point le liquide qui portera son nom. C'est liquide isotonique administrable en perfusion, qui permet aussi la conservation d'un organe isolé (France ADOT, sans date). Le 7 décembre 1905, Eduard Konrad Zim (1887-1944), un ophtalmologue autrichien, réussit la première greffe de cornée à Prague (France ADOT, sans date). En France, c'est Louis Paufique (1899-1981), le chirurgien ophtalmologue lyonnais, qui revendique la première greffe de cornée en 1937 (Badet et al., 2021).

Selon Bonnichon & Fontaine (2018), il y a quatre écueils à éviter pour réaliser une bonne greffe. Un cinquième point s'avère une conséquence de toutes ses avancées médicales : le programme de transplantation en France (organisation médico-juridique et mise en place).

1- La vascularisation ;
2- Le rejet ;
3- Le prélèvement du greffon
4- Le traitement du rejet chronique.

1- Alexis Carrel (1873-1944) développe les anastomoses vasculaires au début du XXe siècle, en 1902 plus exactement. Il s'entraîne chez une couturière professionnelle pour suturer des vaisseaux de petite taille. Cela lui vaut de recevoir le prix Nobel de médecine en 1912. Cela résout en partie le problème de la vascularisation. Mathieu Jaboulay (1860-1913), le chef de service de Carrel alors en formation à Lyon, réalise une xénogreffe en transplantant un rein de chèvre au pli du coude d'une jeune femme atteinte d'une insuffisance rénale terminale en 1906. Il réitère son geste le 9 avril. Les deux patientes décèdent (Germain, 2013). En 1908, Carrel effectue la première autotransplantation rénale sur une chienne. Elle fonctionne. Il recommence avec le cœur et la thyroïde (Badet et al., 2021).
2- Au début du XXe siècle, les découvertes médicales s'enchaînent. Karl Landsteiner (1868-1943), biologiste et médecin autrichien,

découvre les groupes sanguins (prix Nobel 1930). Charles Richet (1850-1935), médecin physiologiste français, comprend l'anaphylaxie (prix Nobel 1913) et Paul Ehrlich (1854-1915), immunologiste et pharmacologiste allemand, le complexe antigène-anticorps (prix Nobel 1908). La phagocytose est mise en évidence par Ilja Illitch Metchnikov (1845-1916), un médecin immunologiste russe. Il reçoit le prix Nobel en 1908. Après la Grande Guerre, bien que Lloyd Felton (1885-1953), immunologiste américain, soit parvenu à expliquer *« la purification des anticorps à partir du sérum »* et John Marrack (1886-1976), médecin militaire anglais, *« la théorie de la reconnaissance spécifique d'un antigène par un anticorps »*, il y a un ralentissement certain. En 1933, un chirurgien russe Yuri Voronoy (1895-1961) découvre que le rejet d'une greffe est d'origine immunologique. Il s'essaie à une transplantation allogénique qui échoue : la patiente transplantée décède des suites de l'opération (Bonnichon & Fontaine, 2018).
Après 1945, concernant le rejet de greffe, Peter Gorer (1907-1961), immunologiste anglais, isole l'antigène H-2 de la souris qui constitue le premier antigène d'histocompatibilité (MHC major histocompatibility complex). À ce sujet, Peter Medawar (1915-1987), médecin biologiste britannique, et Thomas Gibson (1915-1993), chirurgien plastique écossais, comprennent l'importance et le rôle des cellules immunitaires. En 1948, Astrid Fagraeus (1913-1997), médecin immunologiste suédoise, définit les anticorps comme étant produits dans le plasma sanguin par les lymphocytes B. En 1949, Frank Macfarlane Burnet (1899-1985), médecin virologue australien, et Frank Fenner (1914-2010), également médecin virologue australien, publient leur hypothèse d'une tolérance immunologique confirmée par Jacques Miller (né en 1931), médecin immunologiste franco-australien, avec l'élimination des lymphocytes T autoréactifs dans le thymus. Burnet et Fenner reçoivent le prix Nobel de médecine en 1960. Ces connaissances offrent de nouvelles perspectives. La mise au point d'un rein artificiel permet d'envisager un nombre croissant de greffes. Vrai modèle expérimental, l'émission d'urine est pourtant la preuve immédiate du succès de ladite greffe (Bonnichon & Fontaine, 2018). En 1947, David M. Hume (1917-1973), médecin américain, transplante clandestinement un rein sur une femme atteinte d'insuffisance rénale aiguë. Le rein a fonctionné un temps suffisant qui a

suffi pour que ceux de la patiente se remettent à fonctionner. Le rein a été placé dans la fosse iliaque. Sa proximité avec les vaisseaux iliaques a facilité les anastomoses et c'est cette technique qui prévaut encore aujourd'hui. En 1951, Richard Lawler (1895-1982) de l'hôpital Little Company of Mary dans l'Illinois aux USA a greffé un rein issu d'un patient décédé à une femme malade. Elle a continué à vivre pendant 6 mois. En 1952, l'équipe de l'hôpital Necker (Jean Hamburger (1909-1992), chirurgien néphrologue français greffe le rein d'une mère à son fils de 16 ans qui, victime d'un accident du travail, avait perdu son rein unique. L'adolescent survit 21 jours. Mais, la presse s'empare de l'événement. La question de l'histocompatibilité est alors soulevée. En 1954, à Boston aux USA, Joseph Murray (1919-2012) réussit une transplantation chez deux vrais jumeaux. C'est une première. En France, Jean Dausset (1916-2009), médecin immunologiste, découvre le système HLA en 1958, véritable carte d'identité génétique de tout être humain. Il reçoit le prix Nobel de médecine en 1980 pour cela. Cette avancée permet à tous les chirurgiens de comprendre pourquoi leurs transplantations aboutissent inexorablement à un rejet de greffes. La nécessité d'une compatibilité HLA entre un donneur et un receveur s'avère indispensable (Bonnichon & Fontaine, 2018). Dausset et Hamburger collaborent d'ailleurs en 1962 à la réalisation d'une greffe histocompatible (France ADOT, sans date).

3- En 1959, Maurice Goulon (1919-2008), médecin réanimateur français, associé à Pierre Mollaret (1898-1987), médecin infectiologue et neurologue également français, publie un article dans la *Revue neurologique* qui définit la notion de « coma dépassé », un stade médical où il n'y a aucun retour possible pour un malade. Le décret du 24 janvier 1958 change le terme de « coma dépassé » en « mort cérébrale ». Les chirurgiens comprennent aussitôt l'opportunité qui s'offre à eux et une multitude de greffons deviennent alors accessibles. Les premiers traitements immunosuppresseurs apparaissent dans le même temps. En 1960, deux Français, René Kuss (1913-2006), chirurgien urologue, et Marcel Legrain (1923-2003), médecin néphrologue, greffent trois patients sans lien de famille. Deux ont survécu 18 mois. Aux USA, à la même époque, David Hume (déjà cité) effectue la première greffe accompagnée d'un traitement immunosuppresseur. Le patient survit 21 mois (Bonnichon & Fontaine, 2018).

Les chirurgiens du monde entier innovent et s'intéressent alors aux autres organes. Ainsi, en 1963, Thomas Starzl (1926-2017), chirurgien américain transplanteur réalise la première greffe de foie. La même année a lieu la première greffe mondiale pulmonaire effectuée par James Hardy (1918-2003), autre chirurgien américain transplanteur. Elle est effectuée chez un condamné à mort atteint d'un cancer des poumons. Le même fait, en 1964, la première xénogreffe cardiaque avec un cœur de chimpanzé chez un receveur humain qui survit 90 minutes (France ADOT). En 1966, la première transplantation de pancréas sur un patient insuffisant rénal et diabétique aboutit à Minneapolis. Deux chirurgiens américains en sont les auteurs : Richard C. Lillehei (1927-1981), spécialiste des transplantations, et William Kelly (1922-2006), médecin physiologiste et transplanteur. En 1967, Christiaan Barnard (1922-2001), un chirurgien cardiaque sud-africain, fait la une de tous les journaux du monde. Il est en effet le premier à effectuer une transplantation de cœur humain. Elle fonctionne 18 jours. En 1968, le 27 avril, Christian Cabrol (1925-2017), chirurgien cardiaque, fait la même chose en France, avec moins de succès puisque le patient ne survit que 2 jours. C'est une première en Europe. Malgré des progrès considérables dans la mise au point des liquides réfrigérés, il n'existe pas, au début des années 1970, de traitement antirejet fiable et de qualité. Les échecs demeurent trop nombreux (Bonnichon & Fontaine, 2018).

4- En 1954, le laboratoire Wellcome découvre les premiers immunosuppresseurs susceptibles d'éviter le rejet d'un greffon (France Adot, sans date). En 1970, au sein d'échantillons ramenés de Norvège isolés par le laboratoire Sandoz en Suisse, sont découverts des métabolites avec une action antifongique. Ils sont appelés « cyclosporine ». En 1971, elle entre dans le laboratoire de Jean-François Borel (né en 1933), microbiologiste et immunologiste belge. C'est en 1972 que ses propriétés immunosuppressives sont découvertes (Bonnichon & Fontaine, 2018). Borel la rend absorbable et publie à l'international sur ses effets en 1976 (France ADOT, sans date). Elle est commercialisée en 1982 et voit le nombre de greffes se multiplier par 10 en moins de 6 années. En 1987, Roy Caln (né en 1930), chirurgien transplanteur anglais, réussit la première greffe mondiale cœur-poumon-foie.

Ainsi, tous les chirurgiens du monde ont joué un rôle essentiel dans la transplantation d'organes, soit en tant qu'acteurs directement impliqués dans les innovations techniques et chirurgicales relatives aux transplantations elles-mêmes, soit en tant qu'acteurs secondaires par les innovations qu'ils ont pu apporter dans les spécialités chirurgicales connexes et les divers protocoles en usage qui ont pu avoir des répercussions sur l'acte chirurgical de transplantation lui-même.

Références bibliographiques :

Académie nationale de Médecine, *Dictionnaire de l'Académie nationale de médecine*, Paris, 2021.

Badet Lionel, Morelon Emmanuel & Martin Xavier, « Jean-Michel Dubernard, pionnier de la Médecine », in *Lyon capitale*, 2021 ; 15 : 1-36.

Bonnichon Philippe & Fontaine Marine, « Histoire des greffes et des transplantations d'organes », in *Revue Histoire des Sciences médicales*, 2018 ; LII (4) : 493-498.

Dubernard Gil, communication personnelle, 19/05/2023.

France ADOT, « Histoire de la greffe », in *www.france-adot.org*, sans date.

Germain Michel, *Alexis Carrel, un chirurgien entre ombre et lumière*, L'Harmattan (éd.), Collection Médecine à travers les siècles, Paris, 2013.

Trèves Richard, « La première greffe d'un membre : une histoire de peinture », in *Hegel*, 2014 ; 4(4) : 394-395.

La transplantation en France – L'école lyonnaise

Par le Dr Xavier Riaud

Après avoir développé l'histoire des transplantations, nous nous devons de revenir sur ce qu'il s'est passé en France dans le même temps. Il y aura donc quelques redondances. Nous nous en excusons.

En France

En 1952, l'équipe de l'hôpital Necker (Jean Hamburger (1909-1992), chirurgien néphrologue français greffe le rein d'une mère à son fils de 16 ans qui, victime d'un accident du travail, avait perdu son rein unique. L'adolescent survit 21 jours. La presse s'empare pourtant de l'événement. Les immunosuppresseurs ne sont pas encore utilisés. Jean Dausset (1916-2009), médecin immunologiste, découvre le système HLA en 1958, véritable carte d'identité génétique de tout être humain. Il reçoit le prix Nobel de médecine en 1980 pour cela. Cette avancée permet à tous les chirurgiens de comprendre pourquoi leurs transplantations aboutissent inexorablement à un rejet de greffes. La nécessité d'une compatibilité HLA entre un donneur et un receveur s'avère indispensable (Bonnichon & Fontaine, 2018). En 1959, Maurice Goulon (1919-2008), médecin réanimateur français, associé à Pierre Mollaret (1898-1987), médecin infectiologue et neurologue également français, publie un article dans la *Revue neurologique* qui définit la notion de « coma dépassé », un stade médical où il n'y a aucun retour possible pour un malade. Le décret du 24 janvier 1958 change le terme de « coma dépassé » en « mort cérébrale ». Les chirurgiens comprennent aussitôt l'opportunité d'une multitude de greffons qui deviennent ainsi accessibles. Les premiers traitements immunosuppresseurs apparaissent dans le même temps. En 1960, deux Français, René Kuss (1913-2006), chirurgien urologue, et Marcel Legrain (1923-2003), médecin néphrologue, greffent trois patients sans lien de famille. Dausset et Hamburger collaborent d'ailleurs en 1962 à la réalisation d'une greffe histocompatible (France ADOT, sans date).

En 1963, Henri Bismuth (né en 1934), chirurgien hépatobiliaire français et transplanteur, lance le programme français de greffe du foie. En 1968, le 27 avril, Christian Cabrol (1925-2017), chirurgien cardiaque, réalise la première transplantation de cœur en France, avec moins de succès que son collègue sud-africain, puisque le patient ne survit que 2 jours. C'est une première en Europe.

Jean Dausset crée la FNDOT pour sensibiliser le public aux dons d'organe. En 1975, celle-ci devient la FFDOT, puis en 1989, France ADOT.

En 1980, Éliane Gluckman (née en 1940), médecin hématologiste française, découvre des cellules souches dans le sang placentaire qui seront greffées sur des malades de petite taille (France ADOT, sans date). Elle réalise d'ailleurs la première greffe mondiale de sang de cordon chez un enfant atteint d'une maladie hématologique. La même année, Jean Dausset et Jean Bernard (1907-2006), médecin hématologue et cancérologue français, créent un Registre de volontaires au Don de moelle osseuse pour les malades n'ayant pas de donneur familial compatible (en 2021, celui-ci comporte 790 000 unités de sang placentaire, 37 millions de donneurs du monde entier).

La ciclosporine est commercialisée en 1982.

En 1987, Didier Houssin (né en 1949), spécialiste français de la transplantation du foie, réussit une partition du foie, deux malades étant ainsi greffés avec le même foie. La même année, l'association France Greffe de Moelle est créée et le ministère de la Santé lui attribue officiellement la mission de gérer le Registre des donneurs volontaires de moelle osseuse. En 1989 est inauguré le premier secrétariat européen qui gère les recherches entre les divers registres européens de Moelle osseuse. En 1994, l'établissement français des greffes est créé. La loi bioéthique est également instaurée. C'est une loi relative au respect du corps humain, au don et à l'utilisation des éléments du corps humain. Depuis, de nombreux décrets sont venus améliorer le cadre médico-juridique et socio-moral régissant les dons et les greffes d'organes, de tissus et de moelle osseuse. En 1999, France Greffe de Moelle prend en charge la Banque nationale de sang placentaire afin d'en faire bénéficier patients nationaux et internationaux. En 2000, un projet de convention dont seraient signataires France Greffe de Moelle et les établissements français du sang (France ADOT, sans date). En 1998, Jean-Michel Dubernard réalise la première allogreffe de la main. En 2000, ce dernier réussit la première greffe bilatérale des mains et des avant-bras. Le même, associé à Bernard Devauchelle (né en 1950), chirurgien maxillo-facial français, effectue la première greffe partielle d'un visage sur une jeune femme défigurée par un chien, en 2005 (Bonnichon & Fontaine, 2018).

L'école lyonnaise

Alexis Carrel (1873-1944) développe les anastomoses vasculaires au début du XXe siècle, en 1902 plus exactement. Il s'entraîne chez une couturière professionnelle pour suturer des vaisseaux de petite taille. Cela lui vaut de recevoir le prix Nobel de médecine en 1912. Cela résout en partie le problème de la vascularisation. Mathieu Jaboulay (1860-1913), le chef de service de Carrel alors en formation à Lyon, réalise une xénogreffe en transplantant un rein de chèvre au pli du coude d'une jeune femme atteinte d'une insuffisance rénale terminale en 1906. Il réitère son geste le 9 avril. Les deux patientes décèdent (Germain, 2013). En 1908, Carrel effectue la première autotransplantation rénale sur une chienne. Elle fonctionne. Il recommence avec le cœur et la thyroïde (Badet et al., 2021).

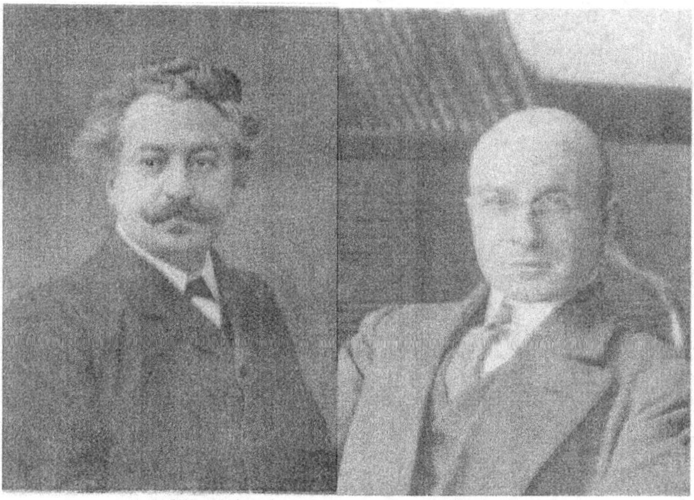

Mathieu Jaboulay Alexis Carrel
(© Bibliothèque de l'Académie nationale de Médecine).

Le premier à Lyon, c'est Louis Paufique (1899-1981), le chirurgien ophtalmologue, professeur à la Faculté de médecine de Lyon de 1956 à 1969, qui revendique sa première greffe de cornée en 1937 (Badet et al., 2021). À partir de 1963, la ville médicale de Lyon devient le premier centre de transplantation rénale en France. En 1969, Georges Dureau (1935-2004), chirurgien cardiaque, réalise une greffe cardiaque à Lyon pour la première fois. En 1976, c'est Jean-Michel Dubernard qui réussit une double greffe de rein et de pancréas. C'est une première mondiale. En 1978, c'est au tour de Jean-Louis Touraine, chirurgien transplanteur de l'Hôpital Edouard-Herriot, de réaliser la première greffe de foie fœtal. Dix ans plus tard, il réussit la première greffe au monde de cellules fœtales in utero. En 1988, Jean-Michel Dubernard est le premier au monde à effectuer avec succès une greffe des surrénales aux Hospices civils de Lyon (Badet et al., 2021). En 2021, 7 patients ont été transplantés des deux mains à l'hôpital Edouard-Herriot de Lyon.

Références bibliographiques :

Badet Lionel, Morelon Emmanuel & Martin Xavier, « Jean-Michel Dubernard, pionnier de la Médecine », in *Lyon capitale*, 2021 ; 15 : 1-36.

Bibliothèque de l'Académie nationale de Médecine, Paris, 2023.

Bonnichon Philippe & Fontaine Marine, « Histoire des greffes et des transplantations d'organes », in *Revue Histoire des Sciences médicales*, 2018 ; LII (4) : 493-498.

France ADOT, « Histoire de la greffe », in *www.france-adot.org*, sans date.

Germain Michel, *Alexis Carrel, un chirurgien entre ombre et lumière*, L'Harmattan (éd.), Collection Médecine à travers les siècles, Paris, 2013.

Trèves Richard, « La première greffe d'un membre : une histoire de peinture », in *Hegel*, 2014 ; 4(4) : 394-395.

L'hôpital Edouard-Herriot

Par le Dr Xavier Riaud

L'hôpital Edouard-Herriot, appelé anciennement Grange-Blanche, fait partie du centre hospitalo-universitaire de Lyon. Faisant partie des Hospices civils de Lyon, c'est le plus grand hôpital de la région lyonnaise. Il a été construit de 1913 à 1933 par l'architecte Tony Garnier (1839-1948) selon une organisation pavillonnaire. Il est situé à l'origine au 5, place d'Arsonval à Lyon. C'est le maire de Lyon Édouard Herriot (1872-1957) qui est à l'origine de ce projet. La population de la ville est grandissante et il veut lui attribuer un grand hôpital à la pointe de la modernité pour l'époque (Bouchet, 1986 & 2003).

En 1909, la ville achète le domaine de la Grange-Blanche qui s'étend sur 15,5 hectares. Cela lui coûte 1 million de francs. L'idée d'un hôpital pavillonnaire est venue après que la commission chargée du projet ait visité des structures similaires en Allemagne, au Danemark et à Paris. Le projet est dessiné en 1911. Sur le plan d'origine, il n'y a pas de chapelle, mais les administrateurs la réclameront. Elle sera rajoutée. Tony Garnier propose des pavillons isolés, baignés de végétation, a contrario des hôpitaux conçus en un seul bloc. Une fois construit, cet hôpital doit être confié aux Hospices civils de Lyon (Maes, 1991).

La construction débute en 1913. La guerre ralentit considérablement son élaboration malgré la mise à contribution des prisonniers de guerre allemands. Le retard augmente malgré tout et les coûts également. À l'arrivée, 206 millions de francs auront été dépensés. Il n'en avait été prévu pour cela que 13. Le budget ne sera bouclé après-guerre qu'avec l'aide du département. À son ouverture, la désillusion du public est réelle : le coût par lit est de 50 francs, alors qu'à l'Hôtel-Dieu il n'est que de 35 (Maes, 1991).

L'hôpital ouvre ses portes le 14 juillet 1933, on y trouve 32 pavillons. 22 sont consacrés aux soins. Ils sont reliés entre eux par des galeries souterraines. Il y a une capacité de 1 544 lits. Il dispose de 23 services de médecine, de chirurgie et de spécialités diverses. Certaines de ces dernières proviennent de l'Hôtel-Dieu, de la Charité ou de l'Antiquaille. Dès 1935, le nombre de lits passe à 1723 lits avec l'ajout d'un centre anticancéreux. La chapelle est bénie le

18 février 1934. Blanche Herriot, la femme du maire, est la marraine d'une de ses cloches (Maes, 1991).
À son inauguration, l'hôpital est découpé en 3 secteurs. Le premier est au nord. Il regroupe les services généraux. Le second plutôt central regroupe tous les pavillons. Au sud, sur une petite colline, se trouvent les structures dévolues aux pathologies contagieuses. Très vite, les souterrains révèlent des avantages qui sont vite exploités : salles de consultations, laboratoires et bien évidemment salles de cours. Au nord, le long de la rue Trarieux et du chemin de Montchat, se trouvent les services généraux. La chaufferie se tient à proximité de la rue Trarieux. Sa capacité était si importante qu'elle approvisionnait aussi la faculté de médecine et l'école d'infirmière. S'y tiennent aussi la matelasserie, un atelier et un magasin où sont stockés tout le matériel et les équipements de l'hôpital. La lingerie enfin gère jusqu'à 20 tonnes de linge sale par semaine. Près du centre, les habitations des sœurs hospitalières, qui deviennent souvent un restaurant, la cuisine, la pharmacie, les laboratoires d'analyse, ce qui est communément appelé le Pavillon des concours où se sont tenus 20 années durant l'ensemble des concours hospitaliers, le service de stérilisation, un réduit pour les chariots électriques, la salle d'autopsie et enfin la chapelle. À proximité du chemin de Montchat, les internes disposent d'un garage. On y trouve aussi une station de pompage agrémentée de deux réserves souterraines (Bouchet, 1986 & 2003 ; Maes, 1991).
Les pavillons sont disposés en U. Toutes les ouvertures sont orientées vers le sud, ce qui rend lumineux l'ensemble. Chaque pavillon présente 2 niveaux, l'un est consacré à la médecine avec une capacité de 220 lits et les autres de dimension plus réduite avec une capacité de 140 lits. Les pavillons chirurgicaux sont équipés d'un rez-de-chaussée septique indépendant de l'étage aseptique. Très peu de chambres. Le plus souvent, elles comportent 2 lits ou se présentent sous la forme d'une salle commune. À partir de 1950, l'administration de l'hôpital recherche davantage de confort pour le malade et entreprend d'aménager l'hôpital en ce sens différemment. Cependant, les matériaux employés dans l'édifice et l'épaisseur même des murs rendent difficiles ces évolutions structurelles (Maes, 1991).

Chaque groupement de bâtiments est relié par 2,5 km de galeries souterraines, ce qui facilite l'acheminement des repas, des médicaments, des linges et des matelas notamment. Ces tunnels communiquent avec la faculté de médecine, l'institut médico-légal et le service de photographie. Le personnel s'y déplace avec l'aide de chariots électriques (Bouchet, 1986 & 2003).

Eugène Villard a été le premier chef de service pour la gynécologie, Gabriel Nove-Josserand, celui pour la chirurgie infantile, Frédéric Collet, celui pour l'ORL, Georges Mouriquand, celui pour la médecine infantile, Joseph Nicolas, celui pour la dermatologie, Georges Gayet, celui pour l'urologie et Léon Bérard, celui pour le centre anticancéreux (Maes, 1991).

En 1935, l'hôpital Grange-Blanche est renommé l'hôpital Edouard-Herriot de nom de son fondateur et de l'ancien maire de Lyon. Pendant 20 ans, le fonctionnement de l'hôpital reste identique à son fonctionnement et son organisation initiale. Le bâtiment P est géré par une population civile. Quant aux autres bâtiments, ils sont placés sous l'autorité des sœurs hospitalières. À la tête de chaque service, une major, ou sœur-mère et une sœur cheftaine pour les soins à délivrer. Au sein de l'établissement, il y a peu de chantiers. Les modifications seront d'ordre interne. Ainsi, en 1941, le chirurgien Paul Santy qui opérait dans le bâtiment O déménage dans le bâtiment D. Il décide de réaffecter la lettre O au bâtiment D. En 1945, le neurochirurgien Pierre Wertheimer agit de la même façon en quittant le bâtiment G pour gagner le F. Il réaffecte la lettre G au F. Si l'administration acquiesce, ces modifications ne sont pas du goût de tous : des patients ne viennent plus, ainsi que des visiteurs ; on enregistre des désertions de personnel médical. C'est en 1980 que les choses reviennent à leur place légitime (Bouchet, 1986, 2003).

En 1942, la zone libre est envahie par les Allemands. Les hôpitaux sont réquisitionnés par l'occupant. Pour libérer de nombreux lits pour les soldats blessés, les maladies infectieuses déménagent au pavillon H, le service de chirurgie au pavillon F (Maes, 1991).

Très vite, la structure initiale prévue par Tony Garnier est dépassée par le nombre de malades qui se présentent. Un service par pavillon au préalable, qui est rapidement redécoupé en 2 services. En 1953, on est passé à 2 723 lits et 82 berceaux (Bouchet, 1986 & 2003 ; Maes, 1991).

En 1957 s'ouvre le Centre de traitement des grands brûlés de l'hôpital Edouard-Herriot. C'est le second en France. C'est le Pr Jean Creyssel qui en est l'instigateur. De 1957 à 1971, ce centre a accueilli 3 396 hospitalisations : 1 174 opérations de brûlés (excisions, greffes) ; 1174 opérations de chirurgie plastique (Maes, 1991).
La réforme Debré est mise en place en 1963. Elle ne pose aucune difficulté à Edourd-Herriot, car l'hôpital fonctionne déjà en parfaite corrélation avec la faculté de médecine. Les sciences fondamentales rejoignent des laboratoires hospitaliers intégrés (Bouchet, 1986 & 2003).
En 1967, la chapelle reçoit le statut de monument historique. D'autres éléments de l'ancienne structure reçoivent cette distinction en 1989 et 2006 (Maes, 1991).
Dans les années 1970, les salles communes disparaissent suite à des travaux de rénovation des locaux très importants.
Les équipements médicaux se modernisent considérablement. Les premiers lasers arrivent dans l'hôpital à partir de 1980 : le premier arrive dans le service ORL du pavillon U. En 1984, le premier laser à colorant en France est mis en place dans le service de chirurgie du Pr Lambert dans le pavillon D (Bouchet, 1986 & 2003).
En 1984, Jean-Michel Dubernard accueille dans son service d'urologie le premier lithotriteur. D'une valeur de 10 millions de francs et de conception allemande (Dorner), il est approuvé par le gouvernement français. Son financement sera à la charge du conseil régional pour une partie, par le ministère des Affaires sociales pour une autre partie. Le solde repose sur un emprunt souscrit par un emprunt. Dans le même temps, le Pr Dubernard et son service mettent au point leur propre appareil. En 1985, il est mis en service dans le cadre d'un programme INSERM.
À la même époque, l'hôpital est équipé d'un scanner. C'est le gouvernement qui l'impose. C'est le seul à Lyon qui facilite une radio du corps humain dans son intégralité. Il tombe très souvent en panne en 1984 et est finalement remplacé en 1985. En 1989, un spectromètre par résonance magnétique au sein du pavillon P dans le centre d'étude métabolique. Son installation a coûté 12 millions de francs et a nécessité des travaux extrêmement conséquents. En 1993-1994, les cuisines évoluent et s'orientent vers de la restauration rapide (Bouchet, 1986 & 2003 ; Maes, 1991).

Dans cet environnement, rappelons les réalisations chirurgicales exceptionnelles du Pr Jean-Michel Dubernard en 1998 et 2000. En 1998, l'équipe chirurgicale comprend des spécialistes (8 chirurgiens) en provenance de Lyon évidemment, de Chambéry, de Londres, de Milan et de Sydney. L'intervention dure 13h30. En 2000, l'équipe pluridisciplinaire comprend environ 50 personnes (18 chirurgiens) de même provenance qu'en 1998. L'intervention dure 17h00. Le coût est conséquent (hospitalisation/prélèvement/greffe et suivi : 70 000 euros ; rééducation 1re année 110 000 euros ; traitement immunodépresseur 25 000 euros/an) (Badet et al., 2021).
En 2008, le pavillon maternité (pavillon S) ferme ses portes.
En 2010, l'équipe d'urologie réalise le prélèvement d'un rein par le nombril d'une patiente pour le greffer chez son mari. C'est une première européenne.
En 2011, une clinique de médecine ambulatoire ouvre ses portes dans le pavillon R, qui se veut faciliter l'accès d'un malade à un ensemble de spécialistes. Cette même année, le maire de Lyon engage un projet de modernisation de l'hôpital. Les travaux devront s'échelonner de 2013 à 2025. Une estimation du coût des travaux s'élève à 270 millions d'euros (Bouchet, 1986 & 2003 ; Maes, 1991).
En 2014, le service d'oncologie reçoit la mention de centre d'excellence européen. Il n'y en a que 2 en France.
En 2017, le Centre des grands brûlés de l'hôpital Edouard-Herriot et le Centre des brûlés de Saint-Luc fusionnent pour n'en former plus qu'un. Il s'appellera le Centre des brûlés de Lyon Pierre Colson (Bouchet, 1986 & 2003 ; Maes, 1991).

Références bibliographiques :

Badet Lionel, Morelon Emmanuel & Martin Xavier, « Jean-Michel Dubernard, pionnier de la Médecine », in *Lyon capitale*, 2021 ; 15 : 1-36.

Bouchet Alain, « Histoire de la construction de l'hôpital Edouard-Herriot de Lyon – À propos d'un cinquantenaire », in *Revue d'Histoire des sciences médicales*, 1986 ; 20(01) : 87-93.

Bouchet Alain (dir.), Mornex René & Gimenez Danielle, *Les Hospices civils de Lyon : Histoire de leurs hôpitaux*, Éditions lyonnaises d'Art et d'Histoire, Lyon, 2003, 2e éd., 208 p.

Hospices civils de Lyon, Hôpital Edouard-Herriot, Lyon.
Maes Gérard (dir.), *L'hôpital Édouard-Herriot de Lyon : 1933-1983 : Grange-Blanche, un hôpital pour la cité*, Association pour le développement de l'information et des échanges aux hospices civils de Lyon, 1991, 123 p.

Médecins lyonnais et politique

De tout temps, les médecins se sont engagés en politique. Pourquoi ? C'est le Pr Iradj Gandkbakhch, membre titulaire de l'Académie nationale de Médecine et de l'Académie nationale de Chirurgie, ancien président de cette dernière institution, qui répond parfaitement à cette question dans sa préface du livre d'André Julien Fabre, *Médecins et politique* (2018)[1].

« Aussi loin qu'on puisse remonter, la lutte contre les maladies a toujours été une préoccupation majeure pour l'espèce humaine. Les sorciers et les guérisseurs ont laissé la place aux médecins, dont l'objectif premier a été de soigner les malades. Les progrès dans la connaissance des pathologies ont permis d'obtenir des moyens thérapeutiques de plus en plus efficaces. Guérir chaque fois que cela est possible, sinon soigner et soulager, c'est la base même du travail des médecins, mais, au fil du temps, de nouveaux objectifs sont apparus : prévenir la survenue des maladies, assurer de bonnes conditions de nutrition et d'hygiène, améliorer le sort des plus démunis, donner la juste place aux personnes âgées et à tous ceux qui souffrent d'une infirmité, ou d'un handicap. Ces objectifs ne peuvent être atteints qu'avec l'aide des décideurs politiques. Beaucoup de médecins, sans devenir eux-mêmes politiciens, ont été conseillers de dirigeants politiques, agissant de façon indirecte, mais efficace sur le choix de leurs options. D'autres ont préféré devenir décideurs en s'investissant eux-mêmes dans la vie politique. Un bon médecin consacre sa vie à aider les autres et l'engagement politique est, dans ce domaine, une voie parmi beaucoup. »

La médecine est de plus souvent délaissée sur le plan financier en France. Devenir décideur, c'est aussi faciliter l'accès de la médecine aux finances publiques en légiférant et, là encore, aider le patient à accéder aux meilleurs traitements.

---

[1] Fabre André-Julien, *Médecins et politique, Guide de médecins politiciens à travers les âges*, L'Harmattan (éd.), Collection Médecine à travers les siècles, Paris, 2018.
Jean-Michel Dubernard est cité dans ce dictionnaire politique. Sa notice s'étend sur les pages 108 à 109. Elle n'apporte rien de plus que tout ce qui a été précédemment énoncé.

La ville de Lyon répond ainsi à une longue tradition de médecins politiciens[1].

. *Maires*

- Louis Vitet (1790-1792), médecin ;

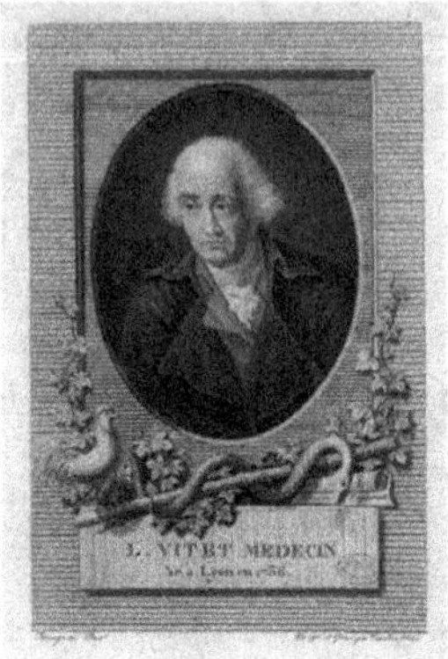

Louis Vitet[2].

- Victor Prunelle (1830-1835), médecin ;
- Jean-François Terme (1840-1847), médecin ;
- Jacques-Louis Hénon (1870-1872), médecin ;
- Antoine Gailleton (1881-1900), chirurgien ;

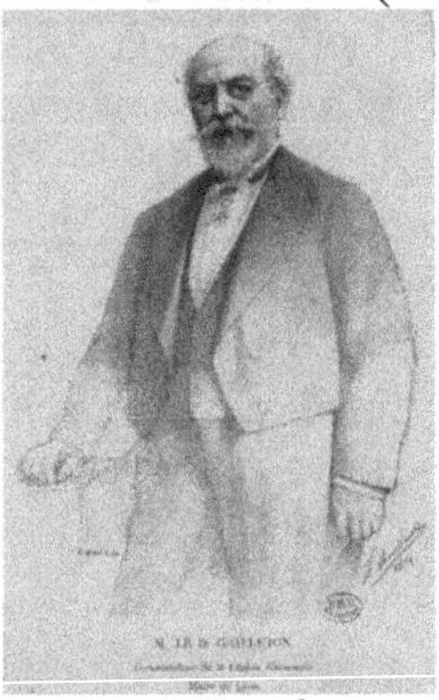

Antoine Gailleton[3].

[1] Badet Lionel, Morelon Emmanuel & Martin Xavier, « Jean-Michel Dubernard, pionnier de la Médecine », in *Lyon capitale*, 2021 ; 15 : 1-36.
[2] BIU Santé, Paris, CIPB1068.
[3] BIU Santé, Paris, CIPB0381.

- Jean-Victor Augagneur (1900-1905), médecin ;

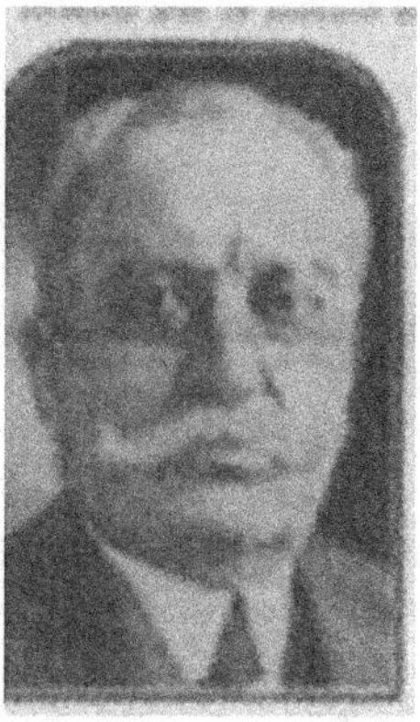

Jean-Victor Augagneur[1].

- Georges Képénékian (2017-2018), chirurgien[2].

. *Adjoints et maires d'arrondissement*

- Jean-Michel Dubernard, conseiller municipal (1983-2008), président de la commission des affaires sociales et culturelles, chirurgien ;
- Jean-Louis Touraine, premier adjoint (2001-2014), maire du VIIIe arrondissement, chirurgien ;
- Étienne Tête, adjoint (2001-2008 et 2008-2009), gynécologue obstétricien ;
- Thierry Philip, conseiller municipal (2008-2020), maire du IIIe arrondissement, cancérologue pédiatre ;
- Nora Berra, conseillère municipale (2008-2020), secrétaire d'État chargée de la santé, médecin.

. *Président de la Métropole*

- David Kimelfeld, président de la Métropole (2017-2020), maire du IVe arrondissement (2011-2020), infirmier[3].

---

[1] BIU Santé, Paris, med100131x1931x0143.

[2] Badet Lionel, Morelon Emmanuel & Martin Xavier, « Jean-Michel Dubernard, pionnier de la Médecine », in *Lyon capitale*, 2021 ; 15 : 1-36.

[3] Badet Lionel, Morelon Emmanuel & Martin Xavier, « Jean-Michel Dubernard, pionnier de la Médecine », in *Lyon capitale*, 2021 ; 15 : 1-36.

Chapitre III
Pr Jean-Michel Dubernard (1941-2021)
Quelques aspects biographiques

Le plus jeune résistant de France

Par M. Laurent Tronche[1]

Maurice Dubernard, père de Jean-Michel et de Pierre, est né dans un village très retiré de Corrèze, à Champagnac-la-Noaille. Il était orphelin de père et de mère. Il a été élevé par ses grands-parents maternels. Son oncle, Louis Dubernard, qui habitait Lyon, était son tuteur. Il l'a aidé notamment à financer ses études de médecine débutées à Bordeaux et terminées à Lyon en raison de la guerre. Il lui en a été très reconnaissant. Il avait une grande affection pour son oncle. C'est à Bordeaux que Maurice rencontre Marie-Louise qui étudiait la pharmacie. Ils se marient. Après avoir été démobilisé en 1940 suite à une blessure, Maurice et Marie-Lou déménagent pour Lyon, officiellement pour se rapprocher de ses grands-parents maternels vieillissants, mais surtout pour rejoindre la France libre. À Lyon, il voit régulièrement son oncle Louis marié en secondes noces à Louise Guillermet, sœur d'Alice Guillermet, épouse d'Henri Deschamps, résistant de la première heure. Maurice et Marie-Lou se rendent très régulièrement à Miribel, avec le petit Jean-Michel, né en mai 1941, fief de la famille Guillermet/Deschamps pour passer des moments très chaleureux au sein de leur famille d'adoption lyonnaise.

Jean-Michel Dubernard dira : *« Être né dans la capitale de la Résistance pendant la guerre a beaucoup d'importance pour moi. »* *« Mon grand-père Deschamps a rejoint la Résistance très tôt*[2]*. Il s'engage vite aux côtés de De Gaulle. Il est enseignant avant la guerre. Pour ses sympathies, il est démis de ses fonctions en 1942/1943. Sa grand-mère est aussi une résistante de la première heure. Jean Moulin est venu dormir chez eux en février 1943. Il attendait un message codé sur la BBC qui sera prononcé ce jour-là. « La maman de Léontine a fêté ses 28 ans. » Ce message autorisait son décollage. Le soir même, Jean Moulin a décollé pour Londres. »*

Le dimanche 4 avril 1943, à la suite de l'arrestation d'Hervé Monjaret, le radio de Jean Moulin qui sera déporté à Auschwitz,

---

[1] Extrait d'un livre à compte d'auteur de Laurent Tronche intitulé *Miribel la résistante*.

[2] Témoignage inédit de M. Renaud Raccurt, son filleul, recueilli par téléphone le mercredi 31/05/2023.

trois hommes de la Gestapo se présentent à la consigne de la gare de Miribel pour exiger la remise de la valise consignée. Ceux-ci demandent où on peut trouver M. Deschamps. *« Le chef de gare répond que monsieur Deschamps est un grand sportif et, comme c'est dimanche, il doit assister à un match de football dans les Îles »*, raconte Marthe Mingat. *« Pendant ce temps, le chef de gare parvient à alerter Madame Deschamps qui se réfugie, avec sa fille Henriette, alors âgée de 13 ans, dans le cimetière de Saint-Martin. Madame Deschamps est rejointe dans la nuit par d'autres membres de la famille parmi lesquels son neveu Jean-Michel Dubernard, alors âgé de moins de deux ans. Environ 18 personnes se sauveront dans diverses directions. Alice Deschamps ira ensuite se cacher à Marlieux, sur le plateau de la Dombes, puis rejoindra un maquis de la Corrèze. La maison des Deschamps sera réquisitionnée par la Gestapo, puis sera occupée par les soldats de la Wehrmacht jusqu'à la Libération. »* Tel était le récit généralement raconté de ces événements. Différents témoignages et documents permettent désormais de présenter un récit plus complet de cette journée. Renaud Raccurt, fils d'Henriette et petit-fils d'Alice, et d'Henri, se souvient de ce que lui a maintes fois raconté sa mère, qui avait à l'époque 13 ans. En ce dimanche 4 avril après-midi, Alice Deschamps est chez sa mère, Lucie Guillermet, en compagnie de ses deux sœurs Juliette et Marcelle. Le chef de gare vient les avertir que la Gestapo les recherche. *« Ma grand-mère est vite retournée chez elle récupérer une valise contenant des documents compromettants. »* Au moment où elle sortait de la propriété par la porte donnant sur la Grande Rue, Alice Deschamps voit la voiture de la Gestapo pénétrer dans la propriété par le portail situé rue du Pont de l'Île. Alice Deschamps va ensuite vite chercher sa fille qui est en ville. C'est jour de fête. Elle fait arrêter le manège de chevaux de bois sur lequel se trouve sa fille. Elle se dit qu'en ce jour de fête, le seul endroit où on n'ira pas les chercher est le cimetière.

En 1983, Marthe Mingat avait évoqué avec émotion et précisions le déroulement de cette journée. Voici son récit. *« M. Marduel vient dire que la Gestapo est en gare et demande des bagages au nom de Deschamps contenant des armes. Le chef de gare dit qu'Henri Deschamps est un grand sportif, il est aux Îles, car il y a un match de foot*[1]. *Ce jour-là, il y avait dans la maison Guillermet, le docteur Mayer, professeur titulaire de la Chaire de gynécologie à la Sorbonne, monsieur et madame Biquard, assistants de Paul Langevin de l'équipe Joliot-Curie et adjoints d'Yves Farge* (de Combat), *Jean Mingat, sorti de prison depuis un mois après dix mois à Montluc et Saint-Paul, le fils Chatanay, réfractaire STO caché depuis des mois. Il devait partir au STO, les Chatanay pleuraient et ma sœur Juliette leur a dit : « Il n'a qu'à venir vivre à la maison. » Il y avait également Mlle Marthe Lazare.* »

Marthe Mingat indique qu'à l'annonce de l'arrivée de la Gestapo, Lucie Guillermet a déclaré : *« Il faut que les hommes partent de la maison. MM. Dubernard, Guillard, mon mari Paul et notre fils Robert, âgé de 15 ans, sont partis aux Délices*[2] », précise-t-elle encore.

Lucie Guillermet envoie Mlle Agnès Ravu, lingère, prévenir Alice et les enfants.

Luce Terrier, 11 ans, était présente à Miribel, ce jour-là. Reprenons les faits dont elle a été témoin et replaçons-les dans le contexte. C'est la vogue de printemps à Miribel. Henri Deschamps n'est pas à Miribel. Nous verrons plus loin où il se trouve en ce 4 avril. La maison du 31 accueille de nombreux invités pour le déjeuner. On retrouve bien entendu les membres des familles Deschamps, Guillermet, Guillard, Mingat, Dubernard, mais aussi d'autres participants tels Marthe Lazare ou mademoiselle Agnès-Philiberte Ravu. Georges Bidault a séjourné à Miribel, mais Luce Terrier ne se souvient plus s'il était présent ce jour-là. Nous sommes dans l'après-midi. Le repas est terminé. Gabrielle, la domestique des Guillermet, a rejoint sa cousine Lucie Sallier, domestique des Deschamps au 16 de la Grande Rue. Elles sont toutes deux originaires de Le Praz-Saint Bon. Alice Deschamps a conduit les enfants à la vogue des Violettes. Il y a sa fille Henriette, mais aussi Luce Terrier, son petit frère Jean, ses cousins...

---

[1] À l'époque, le terrain de football se trouvait de l'autre côté du canal du Rhône. Il fallait emprunter le pont, inauguré en juillet 1941, pour accéder à l'autre rive.

[2] L'hôtel-restaurant les Délices se situait pratiquement en face de la maison Deschamps et était voisin de la gendarmerie. S'enfuyant par l'arrière de la propriété Guillermet, ils pouvaient rejoindre les Délices en grande partie à travers champs.

« C'est la petite mademoiselle Ravu qui est allée, envoyée par ma grand-mère Guillermet, prévenir Alice Deschamps que la Gestapo était chez elle. Elle a retrouvé Alice et sa fille Henriette à la vogue et les a emmenées chez elle à Saint-Martin. Nous, les autres, sommes revenus de la vogue avec nos barbes à papa. La Gestapo avait débarqué au 31, n'ayant trouvé personne au 16 » raconte Luce Terrier.

En effet, au domicile des Deschamps, les hommes de la Gestapo ne trouvent personne. Ils malmènent la domestique et lui cassent le bras. Ils quittent la maison et se rendent au 31 de la Grande Rue chez les Guillermet où plusieurs résistants avaient déjeuné. *« Mes grand-tantes ont vite débarrassé la table, fait la vaisselle et les résistants se sont échappés par le mur au fond du jardin, à l'opposé de l'entrée principale »,* raconte Renaud Raccurt.

À l'annonce de la venue des Allemands, les hommes s'étaient enfuis par l'arrière de la propriété, se souvient Robert Mingat, alors âgé de 15 ans. Des échelles étaient disposées de part et d'autre du mur de clôture, au fond de la propriété qui donnait dans les prés Célestins, de vastes terrains où paissaient les vaches. *« On avait brûlé des papiers compromettants, une photo de De Gaulle. »* confirme Luce Terrier, avant de poursuivre son récit. *« Marthe Lazare était paniquée ; elle voulait se suicider en avalant son tube de rouge à lèvres ! Les Allemands ont donc trouvé là ma grand-mère, mes tantes Juliette et Marcelle, ma mère, et trois enfants. »* Le père de Luce, Marcel Guillard, s'était enfui lui aussi. *« Je les revois, tordant les bras de ma grand-mère pour lui faire dire où était son gendre et fouillant la maison. Sur le clavier du piano se trouvait un carnet avec des indications chiffrées de notre professeur de piano, précisant la vitesse avec laquelle devaient être étudiés les morceaux. Les Allemands étaient persuadés qu'il s'agissait d'un code. Mon frère Jean, âgé de neuf ans, leur déclarant « Je croyais que les Allemands étaient musiciens », leur a fait une démonstration à l'aide du métronome. On se retenait pour ne pas pouffer de rire malgré l'angoisse. La Gestapo a cependant emmené mes tantes Juliette et Marcelle comme otages. »*

Marthe Mingat était aussi présente. Elle raconte : *« On a entendu des bruits sourds, comme si on avait poussé la porte avec une crosse de fusil. Deux types de la Gestapo sont entrés : « papir, papir ». On leur a donné nos cartes d'identité ; ils ont examiné nos papiers ; ils les jetaient sur la table dans la grande salle à manger. Maman était dans son fauteuil, Juliette était à côté, moi j'étais un peu plus loin vers la porte. Quand ils sont arrivés vers nous, ils nous ont collées face au mur et au moment où ils sont allés pour relever ma mère, Juliette qui était face au mur s'est retournée et a dit : « Je vous défends de toucher ma mère, elle est âgée et malade. » Puis ils ont pris mes sœurs Marcelle et Juliette et sont allés perquisitionner chez Deschamps. Ils étaient d'abord passés chez Deschamps en revenant des Îles et les deux bonnes avaient dit : « Les Deschamps sont à la maison chez le docteur* (Juliette). *» Ils ont perquisitionné et trouvé un gros paquet de « Franc-Tireur » cachés sous les livres dans la bibliothèque de mon beau-frère. Le type de la Gestapo a giflé le docteur ; elle l'a regardé bien en face, comme si elle ne savait rien. Et ils les ont embarquées. Avant de quitter Miribel, elle leur a dit : « Je suis médecin, j'ai des malades, je veux les confier à un confrère et je tiens à ce que vous m'arrêtiez à la gendarmerie. » Ils l'ont arrêtée à la gendarmerie. Elle a donné la liste de ses malades ; elle avait mis au monde le matin même deux petites jumelles et ne voulait pas les laisser sans soins. »*

La Gestapo ayant quitté la maison Guillermet, les femmes et enfants encore présents rejoignent leurs familles. Juliette et Marcelle devaient revenir après la perquisition de la maison Deschamps... Le soir, on téléphone à Marthe Mingat pour lui dire que sa mère est seule dans la maison. Ses deux sœurs ne sont pas rentrées. Malgré le couvre-feu, Marthe Mingat décide de revenir à Miribel. Elle enfourche un vélo d'homme sans dérailleur et rentre malgré la nuit, les pavés, les rails du tramway... À hauteur du Barry, entre Crépieux et Neyron, elle entend les pas et les chants d'une patrouille allemande. Elle se jette dans le fossé et laisse passer la patrouille. Arrivant à Miribel, elle voit que le portillon de la propriété Deschamps est ouvert. Elle pense qu'Henri Deschamps est de retour. Elle pénètre dans la cour et se dirige jusqu'à la porte d'entrée de la maison, entrouverte. « *Je suis prise d'un frisson. Je reviens sur mes pas, sans faire de bruit dans les graviers et vais vite dans la maison de ma mère. Je la trouve seule qui pleurait. Elle m'a dit : « Viens vite, nous allons aller enterrer tout ce qui est dans la maison. Nous avons trouvé, bien cachés, les coordonnées des terrains d'atterrissage, des cartes d'identité préparées pour des résistants à l'intérieur de son matériel de radio. Avec une pioche,*

nous sommes allées enterrer tout cela au fond du jardin, à la lampe de poche, puis nous sommes retournées nous coucher. Nous avons sangloté toute la nuit ; mes sœurs n'étaient plus là, elle était seule dans cette grande maison... Au matin, coup de sonnette strident ; ce sont les gendarmes de Miribel. Ils me disent : *« Surtout, n'allez pas chez Deschamps. Depuis hier, il y a une souricière. »* La Gestapo n'en avait pas fini avec elles : « *Ils revenaient tous les jours ; ils prenaient maman, la fourraient dans un fauteuil, lui braquaient une lampe de poche dans les yeux : « Vous nous direz où sont passés votre gendre et votre fille sans quoi vos filles seront fusillées. »* »
Alice Deschamps et sa fille passeront la nuit à Saint-Martin. Elles se rendent d'abord au cimetière. Alice Deschamps a pensé à cette cachette, car « *en ce jour de vogue, personne n'ira au cimetière.* »
La nuit tombée, elles rejoignent le domicile de Mlle Ravu. Cette dernière veut faire un feu de cheminée. Madame Deschamps lui dit de ne rien faire qui changerait de ses habitudes et qui pourrait attirer l'attention, comme le stipule Renaud Raccurt.
Renaud Raccurt indique qu'elles frapperont à plusieurs portes, choisissant avec attention les occupants des maisons. Elles vont d'abord frapper au carreau d'une ferme. Madame Gordias lui dit qu'on tue le cochon. Elle ne peut pas garantir leur sécurité du fait des personnes présentes. Marthe Mingat explique que madame Gordias les a emmenées chez Rose Balufin. Renaud Raccurt apporte une précision : *« Alors qu'elles sont cachées chez cet habitant, une femme l'aperçoit et dit au propriétaire « Mais c'est Madame Deschamps et sa fille ? » L'homme a pris son fusil, a posé le bout du canon sur le ventre de la dame et a dit : « Tu dis un mot La Frizon et je te fais la peau ! ». »* Une famille du Mas Rillier portait ce nom.
Renaud Raccurt poursuit : *« C'est après cette belle frayeur qu'elles ont décidé de ne pas rester au Mas-Rillier. »* En fait, Marthe Mingat raconte que Mme Maréchal, qui ramassait le lait de ferme en ferme, les a emmenées chez elle. Descendant son lait à Miribel, elle s'est arrêtée à la pharmacie. *« On ne savait pas ce qu'était devenue ma sœur. Elle est venue me demander pour elles des brosses à dents, savonnettes... et m'a dit : « Elles sont cachées chez moi, mais ne vont pas rester longtemps. » »*
Luce Terrier complète le périple : *« De là, elles vont se rendre à Marlieux, en pleine Dombes, dans une ferme appartenant à des parents de Georgette Manissier, l'employée de maison de ma tante*

Marie-Louise Dubernard, une des sœurs de ma mère, le temps qu'on leur fasse de fausses cartes d'identité. »

Marthe Mingat précise que des ouvriers agricoles ont dit, un dimanche : *« Il paraît que la pharmacienne de Miribel et sa fille sont en fuite et elles sont recherchées par la Gestapo. » « Mon mari Paul est allé dans la Drôme leur faire faire des fausses cartes d'identité. Elles étaient originaires de Buis-les-Baronnies, car le secrétaire de mairie était résistant et avait des tampons. On leur a fait de fausses cartes et elles sont parties en Corrèze. C'est le docteur Vansteenberghe de Lyon qui a fait le transport de Marlieux à la gare de Lyon. »*

« C'est à ce moment-là que Marie-Lou et Maurice Dubernard, les parents de Jean-Michel Dubernard, ont proposé à Alice et à sa fille Henriette de se cacher dans la maison inhabitée du défunt grand-père (il y avait encore les draps mortuaires et des couronnes dans la maison), toutes deux accompagnées de Jean-Michel », précise Renaud Raccurt. *« Ce petit garçon de deux ans donnerait un alibi et permettrait de passer plus facilement les barrages éventuels, car, m'a-t-on dit, les têtes de ma grand-mère et de ma mère étaient mises à prix, car activement recherchées. Elles sont parties grâce à de faux papiers qui n'avaient de commun avec les vrais que les tampons et leurs initiales, au cas où l'on trouverait sur elles, par exemple, un mouchoir brodé. Ma grand-mère s'est donc appelée Andrée Déroche et maman Huguette Déroche ! Du reste un gendarme a croisé le regard de ma grand-mère et l'a reconnue à la gare de Perrache ! Le train partait ! Ouf... »*

La Gestapo cherche deux femmes, une âgée et une adolescente. Elle ne cherche pas deux femmes et un enfant.

Renaud Raccurt raconte la vie de sa grand-mère, de sa mère et du petit Jean-Michel en Corrèze. *« Dès lors, les deux femmes se sont installées dans cette maison assez lugubre. Elles entendaient les rats dans le grenier. Mais, il en fallait plus pour décourager ma grand-mère ! Elle a rapidement pris contact avec le maquis et a été amenée à soigner certains, dont un dénommé « Pépito » à qui elle a délicatement enlevé, à la pince à épiler s'il vous plaît, pas de grands instruments, les petits éclats d'os du bras amputé par une explosion. Ma mère âgée de 13 ans a failli s'évanouir. Ma grand-mère l'a giflée et lui a dit « Ma petite, ce n'est pas le moment !!! »*

Elles ont lié amitié avec des Corréziens et Corréziennes et sont rentrées en 44 ou 45. Toujours est-il que maman a retrouvé son père lors d'un rassemblement rue Réaumur à Paris où Lucie Aubrac se trouvait aussi ; c'était la prof d'histoire de maman au Lycée E. Quinet. Quand elle a vu ma mère, elle s'est écriée : « Ah la p'tite Deschamps, celle qui était toujours nulle en histoire ! »
Jean-Michel Dubernard raconte aussi ces événements d'après les récits de sa mère : *« Alertée par le chef de gare, « Nanié » (Alice pour moi) m'aurait emmené dans la nuit avec « Tati » (Henriette pour moi) nous cacher au cimetière. Par contre, elle ne pense pas que je sois allé à Marlieux. Quelques semaines plus tard, ma mère a accompagné Nanié, en train, pour qu'elle se cache en Corrèze, à Champagnac-la-Noaille, dans la petite maison où mon père, orphelin de père et de mère avait été élevé par ses grands-parents maternels alors décédés. Alice devenue « Madame Déroche » avait avec elle « ses » deux enfants : Tati et moi, car mes parents pensaient que je vivrais dans de meilleures conditions qu'à Lyon. C'est pendant cette période qu'est né mon surnom « Max ». Très rapidement, Alice a repris contact avec la Résistance par les M.O.I. »* Henriette va ainsi apprendre l'espagnol au contact des maquisards. La journée, elle arpente les sentiers forestiers une mitraillette à l'épaule...

Renaud Raccurt conte une autre anecdote : *« Un jour où Alice était absente, un soldat allemand a frappé à la porte de la maison de Champagnac. Henriette ouvre malgré la crainte. Le soldat propose alors du chocolat aux enfants. Du haut de ses trois ans, le petit Jean-Michel répond alors fermement : « Pas bon, pas cocholat ! » ».*

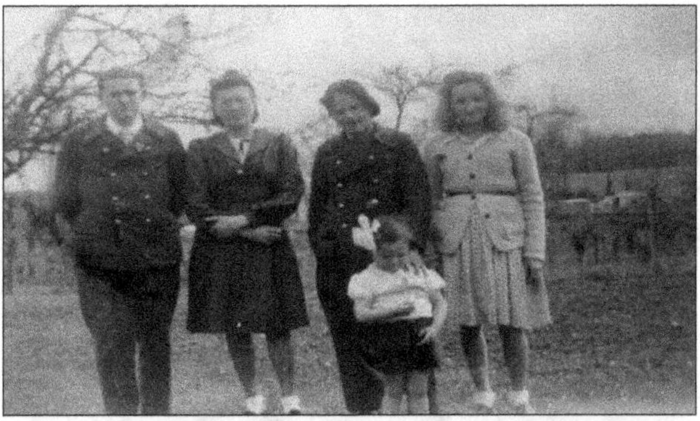

Pâques 1944 à Champagnac-la-Noaille avec X, André Déroche, X, Huguette Déroche et le petit Max[1].

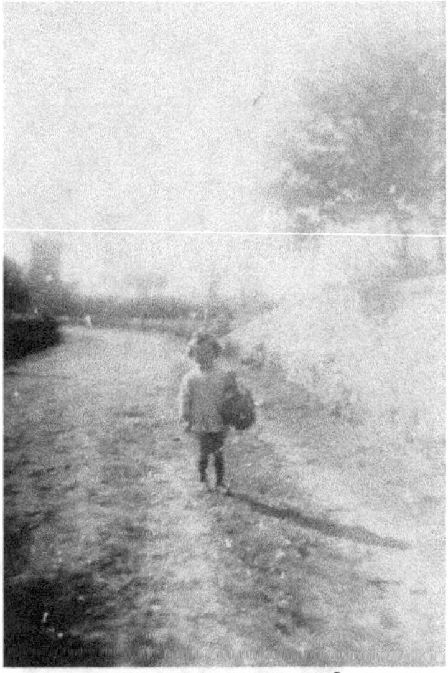

Le petit Jean-Michel[2].

[1] © Renaud Raccurt, 2023.
[2] © Renaud Raccurt, 2023.

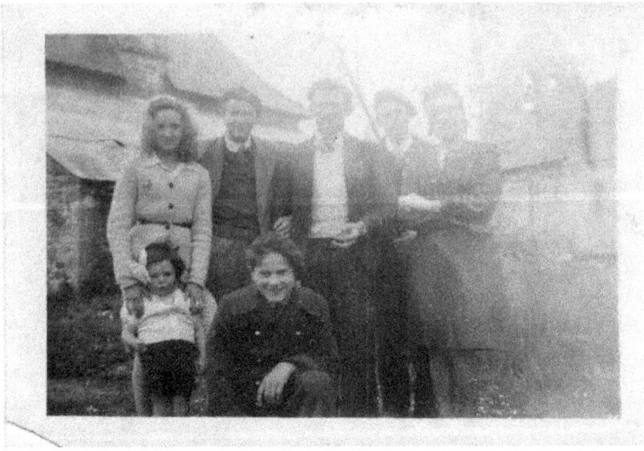

Pâques 1944 à Champagnac-la-Noaille avec X, André Déroche, X, Huguette Déroche et le petit Max[1].

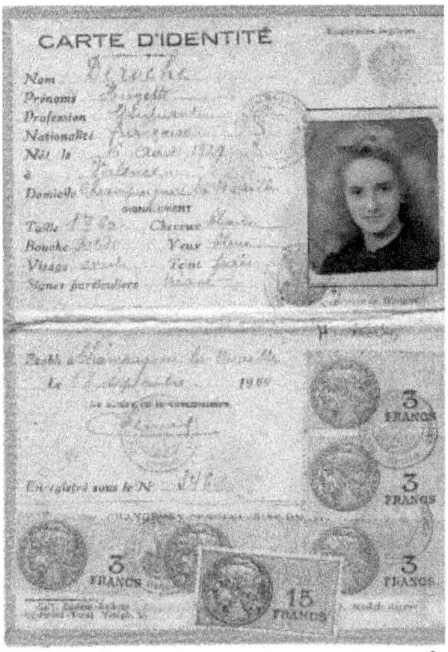

CARTE D'IDENTITÉ

Nom
Prénoms
Profession
Nationalité
Né le
à
Domicile
SIGNALEMENT
Taille — Cheveux
Bouche — Yeux
Visage — Teint
Signes particuliers

Enregistré sous le N°

3 FRANCS
3 FRANCS
3 FRANCS
3 FRANCS
15 FRANCS

Faux papier d'Henriette Deschamps[2].

[1] © Renaud Raccurt, 2023.
[2] © Renaud Raccurt, 2023.

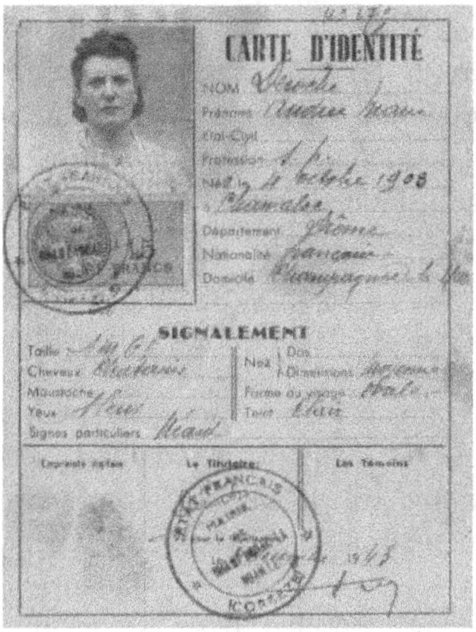

Faux papier d'Alice Deschamps[1].

Henriette Deschamps, épouse Raccurt, pour son action dans les maquis avec sa mère Alice, sera nommée Combattante de la Résistance intérieure. Par décision du 13 mai 1968, elle s'est vue décerner la Croix du Combattant volontaire 1939-1945. Par ailleurs, elle sera également titulaire de la carte du combattant. Alice et Henriette ne laissaient jamais Jean-Michel seul. Partout, où elles allaient, il allait. Ainsi, elles ont toujours communiqué avec les maquisards dans la campagne au milieu de nulle part à vélo avec le petit Jean-Michel dans le panier à vélo.

Quant au petit Max (Jean-Michel Dubernard), sa mère est venue en voiture, conduite par Paul Mingat, de Lyon à Champagnac. *« Puis, elle et moi avons pris le train pour nous rendre au Breuil-de-Saint-Victor en Dordogne où vivait son père. C'était en septembre 44 ».* Témoignages Marie-Louise et Jean-Michel Dubernard (janvier 2015). Au retour de Corrèze, à la Libération de la France, Max a environ 3 ans. Le retour est difficile. Il n'y a pas Internet à l'époque, les communications téléphoniques sont très rares et, ici, si elles ont existé, très brèves. Rappelons que la tête d'Alice et d'Henriette a été mise à prix. Donc, silence radio. Pendant 3 ans. C'est long 3 ans sans nouvelle de ses parents.

[1] © Renaud Raccurt, 2023.

Il lui faut retrouver ses marques dans un univers qu'il ne connaît plus. Un petit frère est arrivé de surcroît. Ce n'est pas évident pour le petit garçon. Tellement de choses ont dû se bousculer dans sa tête. Rappelons que sa maman pendant 3 ans a été la mère d'Henriette et sa sœur, Henriette justement. Mais, progressivement, la vie reprend son cours.

⁂

Le mardi 30 janvier 1968, Henri Deschamps doit se rendre à Bourg-en-Bresse aux funérailles d'un motard de la gendarmerie, ancien résistant, tué lors d'un accident, sa moto ayant glissé sur une plaque de verglas. Fatigué et ne pouvant conduire son véhicule, Henri Deschamps a demandé à l'adjudant Clément Favier, commandant de la brigade de gendarmerie de Miribel, s'il peut accompagner les gendarmes à bord de leur estafette. L'adjudant ayant eu l'accord de sa hiérarchie, Henri Deschamps a donc pris place dans la fourgonnette des militaires. Non loin du château de Dompierre-sur-Veyle, le véhicule a dérapé sur une plaque de verglas. L'adjudant Favier a eu la cage thoracique enfoncée. Henri Deschamps est blessé à la tête et au thorax. Mais, ses blessures paraissent sans gravité... Brusquement, le samedi 3 février, son état a empiré et, malgré ce qui a été tenté à l'hôpital de Bourg, puis à l'hôpital Edouard-Herriot à Lyon, il meurt le lundi 5 février vers 8 heures 30 du matin. Jean-Michel Dubernard, alors interne, lui tenait la main lorsqu'il est décédé au service des urgences.

Le 8 mai 2015, j'ai[1] organisé une exposition et une conférence à Miribel afin de raconter l'histoire des familles Deschamps-Guillermet. De nombreux membres de ces familles ont fait le déplacement. Jean-Michel Dubernard a fait un aller-retour depuis Paris afin d'être présent. Lorsque nous avons fait le tour de l'exposition. J'ai vu dans son regard son émotion lorsqu'il a vu (ou revu) les photographies de Corrèze.

[1] M. Laurent Tronche parle.

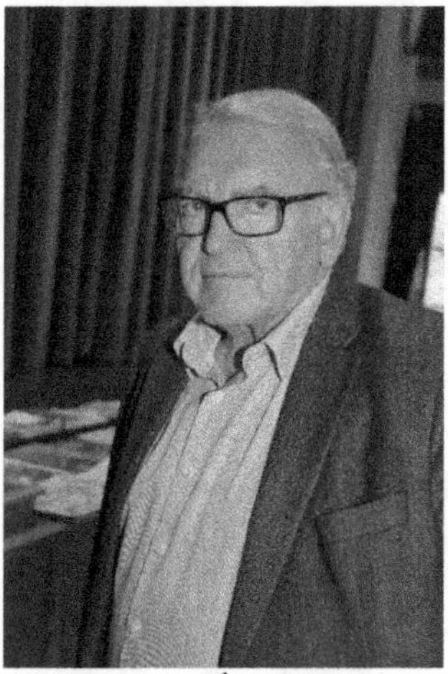

Jean-Michel Dubernard[1] à l'exposition en 2015.

[1] © Renaud Raccurt, 2023.

Le gone

Le gone désigne un enfant de Lyon dans le jargon populaire et Jean-Michel Dubernard était un enfant de Lyon. Amoureux de sa ville, de son histoire et des gens qui y vivaient. *« Je ne pense pas que j'aurais pu accomplir mes rêves et les confronter à l'imaginaire collectif si j'avais étudié dans une autre ville. C'est l'atmosphère de Lyon qui m'a poussé. »*
Sa mère Marie-Louise accouche de Jean-Michel dans l'hôpital même où il commettra des années après ses plus beaux faits d'armes, l'hôpital Edouard-Herriot. Son père Maurice, nous l'avons vu, est médecin de campagne.

« Ma mère Marie-Louise Dubernard, née Boissel, venait de finir ses études de pharmacie à Bordeaux quand elle a accompagné mon père à Lyon, début 1941. Mon père, étudiant en médecine à Bordeaux, avait été blessé au tout début de la guerre en Belgique et elle l'avait retrouvé à l'hôpital de Niort. Mes parents avaient décidé de quitter la zone occupée et de venir à Lyon sur les conseils de Louis Dubernard, le tuteur de mon père, époux en secondes noces de Marie-Louise Dubernard, née Guillermet, « Tante Louise », et mère de Pierre-Luc. Mon père (Maurice) *a repris ses études de médecine en 3e année à Lyon. Je suis né en mai 1941 à l'hôpital Edouard-Herriot dans le service du Pr Pigeaud où il était stagiaire. Ma mère a ouvert une pharmacie à Pierre Bénite. »* Témoignages du 13 octobre 2014 de J.-M. Dubernard et de sa mère Marie-Louise Dubernard, âgée de 102 ans[1].

Son père sera maire de Charly, une ville voisine de Lyon pendant 42 ans. Au service des gens à chaque instant de sa vie. Dis-moi qui sont tes parents et je te dirai qui tu es. Son père a été élu sans élection. Médecin, il avait accouché toutes les mères du village.
Jean-Michel fait ses études secondaires au lycée Jean-Perrin dans le IXe arrondissement. C'est un enfant très admiratif de ce père, médecin, maire, haut résistant, un homme d'action. Jean-Michel est fier de ce père qui est une véritable source d'émulation. Selon son

---

[1] Extrait d'un livre à compte d'auteur de Laurent Tronche intitulé *Miribel la résistante*.

fils Gil, *« Leur relation était très virile. Jean-Michel était très indépendant, sans limites, turbulent même à l'adolescence. Parfois, les repas de famille étaient houleux. Son père Maurice était le seul à tenir son fils. Maurice lui passait beaucoup de choses, il en était très fier. »*
Un père à l'origine de ses grandes vocations futures assurément : politique et médecine. Peut-être même de son acceptation de la Légion d'honneur alors qu'il l'avait refusée la première fois. Pouvoir lire la fierté d'un père dans son regard ou seulement l'imaginer… C'est une émotion qui n'a pas de prix et est valable à tous les âges, encore plus si l'histoire fut âpre et que ce père est vieillissant.
Mais, un père dont le charisme a aussi pu être écrasant[1]. Un homme qui parlait toute la journée, dévoué à ses malades et à ses concitoyens, qui rentrait le soir, pouvait repartir la nuit appelé en urgence et pouvait se montrer taiseux de fatigue. En raison de cela, il était peut-être difficile de lui parler.
Dans les campagnes des années 1960, un père est le patriarche, l'autorité familiale suprême. Toute contestation est réprimée d'une paire de claques. Il a toujours raison. Dans les campagnes des années 1960, un médecin est un notable en vue dans le village. Il est regardé et ne peut pas prêter ni à scandale ni à médiocrité. Dans les campagnes des années 1960, la nécessité d'un héritier et de perpétuer le nom familial se fait sentir. L'héritier reprendra l'affaire familiale le plus souvent ou, s'il ne le fait pas, aucun échec ne lui sera toléré, il doit faire honneur au nom. Ce père sera exigeant, très exigeant envers son fils. Parfois même dur. Dans les campagnes des années 1960, un enfant, s'il cherche à exprimer sa sensibilité, n'est pas entendu. Toute forme de sensibilité est proscrite, cela peut être perçu comme une marque de faiblesse. On ne réussit pas dans la vie en étant faible. Pour Jean-Michel, ce sera l'astronomie et, à travers le hublot de sa lunette astronomique, celle offerte par sa mère, une quête d'un autre monde, d'un autre univers, ce sera aussi la mythologie et la découverte d'un monde où tout est possible, accessible, où la différence peut être recherchée et acceptée, ce sera enfin la poésie, forme de journal intime où l'enfant refoule sur

[1] Confirmé par M. Bruno Gignoux.

papier ses émotions diverses, sa tristesse, sa mélancolie, son émerveillement. Nous l'avons dit, la sensibilité peut être perçue comme une marque de faiblesse, les poèmes seront donc cachés, voire détruits, et, définitivement fermés au public par pudeur ou peur d'extérioriser cette sensibilité, et de voir un regard réprobateur, d'où le fait que personne dans sa famille n'est en capacité de communiquer ne serait-ce qu'un vers de Max.
Entre le père et le fils, l'amour est bien là indéniablement, mais c'est l'incompréhension de part et d'autre qui gouverne amenant des colères du père sur cet enfant qui ne répond peut-être pas toujours à ses attentes. L'un veut porter haut le nom Dubernard, l'autre veut juste être entendu et recevoir de la tendresse. Dans les campagnes des années 1960, on ne dit pas « Je t'aime ! », on se précipite pour aider sa femme qui vient de tomber à se relever. Sans un mot !
Face à cette autorité, l'enfant, l'adolescent, puis le jeune adulte adopte trois comportements pour chaque âge : le premier est admiratif de ce père et cherche à lui plaire par tous les moyens, mais l'exigence est telle qu'il n'y parvient pas forcément, ou ne crois pas y parvenir. Le second constate cet état d'échec et se rebelle. Tous les moyens sont alors bons pour se faire remarquer. Ainsi, il existe. Le troisième et dernier comprend que cela ne changera pas et qu'il lui reste deux alternatives, soit subir, soit s'affranchir pour se faire un prénom. Nous y reviendrons, mais en partant aux États-Unis, Jean-Michel n'a pas gagné qu'une formation médicale auprès d'un futur prix Nobel, il s'est aussi affranchi et a gagné un prénom, son prénom. Être « le fils de » est quelque chose de très difficile, parfois douloureux, et ce n'est pas chose aisée que de se faire un prénom. Jean-Michel y est parvenu. Une des raisons qui peuvent expliquer qu'il a eu autant de mal à se décider à rentrer en France à la fin de cette formation est qu'il ne souhaitait pas revenir à ce qu'il avait vécu avant. Il était devenu quelqu'un et la perspective de ne pas être considéré au niveau de ce qu'il était devenu lui était difficilement concevable. Mais, son père l'a parfaitement compris et, même s'il y a eu certainement un temps d'adaptation, il a su s'effacer progressivement et laisser sa fierté paternelle s'exprimer envers ce fils brillant qu'il a toujours aimé… à sa manière. Cela n'a pas empêché quelques colères par la suite, c'était dans le tempérament des deux hommes, mais c'est Jean-Michel qui est devenu progressivement le

patriarche à son tour. Entre les deux hommes, les choses se sont adoucies ensuite, chacun ayant naturellement trouvé sa place.

Jean-Michel lit beaucoup. Tout l'intéresse. Il affectionne tout particulièrement la poésie et écrit lui-même quelques vers, nous l'avons dit. C'est dans ceux-ci d'ailleurs que l'on retrouve son amour pour Lyon. Toute son enfance, il se questionne autour du rôle qu'il a à jouer. Il se passionne de plus très tôt pour l'univers. Son fils retrouvera d'ailleurs une revue *Science & Vie* consacrée au cosmos dans sa valise au lendemain de sa disparition[1].
Sa soif de connaissance, sa quête d'identité, son questionnement se forgent dès le plus jeune âge et ne le quitteront plus. Son père Maurice l'imprime de figures mythologiques et sa préférence s'oriente naturellement sur celle du Minotaure que Pablo Picasso a magnifiquement imaginé. Elles l'accompagneront et le guideront toute sa vie. Un être mi-homme, mi-taureau. Il est probable que notre chirurgien y verra une analogie avec son signe zodiacal, le taureau. Des images qui le suivront évidemment à l'heure de ses opérations chirurgicales phares.
Ses amis, ses collaborateurs ne parlent de lui qu'en termes élogieux : *« un bulldozer[2] au travail, fougueux, un fonceur »*. Son fils Gil rapporte : *« Il était entier, son franc-parler lui a d'ailleurs probablement coûté son poste de ministre de la Recherche[3]. Il était*

[1] Badet Lionel, Morelon Emmanuel & Martin Xavier, « Jean-Michel Dubernard, pionnier de la Médecine », in *Lyon capitale*, 2021 ; 15 : 1-36.
[2] Estelle, sa fille, n'aime pas ce terme qualifiant son père qui implique qu'on écrase tout sur son passage. Trop soucieux des autres, son papa ne se serait jamais permis d'écraser qui que ce soit pour avancer.
[3] Dans une interview donnée le 17 avril 2003 pour www.lyonpeople.com, « Les interrogatoires à KGB », Jean-Michel Dubernard répond aux questions posées par le journaliste. « Racontez-nous une belle histoire ! *En 1986, je reçois un coup de téléphone de Chirac pendant une soirée étudiante. Chirac, qui était Premier ministre, me dit : « Es-tu d'accord pour prendre la Recherche et l'Université ? » qui dépendait de Monory à l'époque. Et il me précise : « Le seul problème, c'est que Monory veut garder l'Université et l'Éducation, et toi, est-ce que tu veux prendre la Recherche ? » « Oui ! » Et c'était deux jours avant Noël. J'annule une partie de mes vacances, je devais aller à Val-d'Isère... Dans la foulée, un type m'appelle et me dit : « Je vais être votre directeur de cabinet. » Il vient à Lyon entre Noël et le jour de l'an et nous travaillons comme des fous. Patatras, lors du premier Conseil des ministres de janvier, c'est Valade qui est nommé parce qu'il y avait déjà Noir à Lyon. C'est ça la vie politique,*

bagarreur aussi. C'est son côté troisième ligne au rugby quand il jouait au LOU, étudiant. Ça partait vite dans les tours ! » Passion pour le rugby qu'il gardera toujours. Son ami Jean-Louis Touraine, chef de clinique de transplantation et d'immunologie clinique de l'hôpital Edouard-Herriot, ami et adversaire du parti socialiste, dira de lui : *« parfois sanguin et un peu provocateur, il pouvait passer de l'amour à la réprobation franche ».*
S'il était parfois bourru, s'il n'hésitait jamais à afficher sa réprobation quand il n'était pas d'accord, s'il n'hésitait pas non plus à remettre en place les prétentieux arrogants, c'était un homme droit, un homme de parole tenant ses engagements envers et contre tout, un humaniste qui aimait les gens, qui les défendait. Il était d'une fidélité irréprochable en amitié. Il était humble et accessible, bien que rugueux parfois, le rugbyman de cœur à la fois généreux, tenace, confiant en ses capacités et ne lâchant rien, le scientifique d'esprit réfléchi et ne se fixant aucune limite. S'il a arrêté la pratique du rugby après ses études, il regardait tous les matchs à la télévision. Il regardait aussi un peu de football.
Il aimait la poésie. Raimbaud, Verlaine ou Baudelaire comptaient parmi ses auteurs favoris[1]. Il se plaisait à lire leurs œuvres dans la maison du Cantal de Camille, une bâtisse du XIIe siècle où ils sont allés en vacances pendant 10 ans, emmenant avec eux les petits-enfants de Jean-Michel. Il se réfugiait dans la vallée de l'Authre du nom de la rivière, un nom prémonitoire quand on connaît notre homme. Par la suite, Camille achètera le chalet de Chamonix, mais le choix de ce chalet fera l'objet d'un choix commun. Ils y séjourneront régulièrement lors de leurs congés. Jean-Michel skiait

alors on peut rêver de tout ce que l'on veut, moi je ne rêve pas. Je fais... Attends, c'est rugby ça ! »

[1] Dans une interview donnée le 17 avril 2003 pour www.lyonpeople.com, « Les interrogatoires à KGB », Jean-Michel Dubernard répond aux questions posées par le journaliste. « Quels sont vos autres hobbys ? *Moi, j'aime la poésie. Et pourtant, je suis un scientifique ! J'ai écrit beaucoup d'articles scientifiques, des livres à passer des nuits dessus - le dernier est un énorme pavé de 1 000 pages et il m'a fallu 5 ans pour l'écrire - mais je pense que la poésie est l'un des meilleurs moyens d'expression scientifique. Et je suis passionné par les origines de la vie et ce n'est pas du tout snob. On ne sait pas d'où l'on vient, on ne sait pas où l'on va et pour moi, ce sont des questions fondamentales sur lesquelles je m'interroge, sans avoir de solutions plus intelligentes que les autres... J'ai très envie de consacrer plus de temps à ce genre de réflexions. »*

l'hiver et faisait des randonnées l'été[1]. Il aimait les romans sud-américains. Les livres de Céline avaient aussi toute son attention. Il aimait l'intelligence chez les autres. Il a découvert le jazz aux USA qu'il aimait tout particulièrement. Il appréciait également beaucoup la musique classique et plus spécifiquement l'opéra. Camille et lui se rendaient fréquemment à des festivals, comme celui d'Aix auquel ils assistaient chaque année[2].

Le Poète est semblable au prince des nuées
Qui hante la tempête et se rit de l'archer ;
Exilé sur le sol au milieu des huées,
Ses ailes de géant l'empêchent de marcher.
(Baudelaire, L'Albatros, 1859).

Il était un homme simple avec des goûts simples. S'il a bien gagné sa vie, cela n'a jamais été son but premier[3]. Il n'hésitera jamais à s'effacer derrière l'intérêt public et à se sacrifier pour lui si le besoin s'en faisait ressentir. Ainsi, fait-il cadeau du lithotriteur qu'il a lui-même inventé en échange d'une autre machine pour l'hôpital alors qu'il aurait pu en retirer des bénéfices s'il avait déposé un brevet.

Un humaniste soucieux du bien-être des humains, empathique, à l'écoute de son entourage, des évolutions médicales du moment. Il faut l'être pour accepter de progresser et le vouloir surtout, pour accepter de se remettre en cause, pour apprendre de ses échecs éventuellement. Un praticien convaincu, *« un bâtisseur, un chef d'équipe exceptionnel ».*
C'était de plus un vrai épicurien qui aimait les plaisirs de la table. Une andouillette ou une tête de veau sauce ravigote partagée avec Jacques Chirac, avec qui il entretenait un lien très privilégié, agrémenté d'un bon vin, le comblait de joie, mais il savait profiter d'une cuisine exceptionnelle comme celle de Paul Bocuse notamment qu'il a pu côtoyer. Il est toujours plaisant d'avoir à table

---

[1] Témoignage inédit de Mme Camille Frances-Dubernard recueilli par téléphone le jeudi 18/05/2023.
[2] Témoignage inédit de Mme Camille Frances-Dubernard recueilli par téléphone le jeudi 18/05/2023.
[3] Badet Lionel, Morelon Emmanuel & Martin Xavier, « Jean-Michel Dubernard, pionnier de la Médecine », in *Lyon capitale*, 2021 ; 15 : 1-36.

des convives qui savent apprécier bon vin, bonne chère et Jean-Michel Dubernard était de ceux-là. L'avoir à table était synonyme de bon moment[1]. Le vin doux amenait les chants de fin de soirée, de carabins ou de rugbyman - ce sont parfois les mêmes. Ils résonnent encore dans le cœur de ceux qui sont toujours là.
Jean-Michel devient le papa de trois enfants, Gil, Carole et Estelle, qui le suivent lors de ses déplacements à l'étranger où il s'illustre au cours de congrès médicaux. Il leur apprend la valeur du travail, de l'exemple, de la droiture. Il n'aimait pas les choses classiques et recherchait plutôt la surprise, la différence. Ces congrès sont aussi l'occasion de rapprochement avec ses enfants, de moments privilégiés. C'était un père présent quand on a besoin de lui et ceci, en toutes circonstances. Son fils dit de lui : *« Plus qualitatif, que quantitatif. »*
Un touche-à-tout merveilleux… Il part un jour aux championnats du monde de pêche au gros avec deux amis, dont un dentiste. Le bateau jette l'ancre près de l'île Maurice. Jean-Michel n'a jamais pratiqué ce sport. Ses deux amis sont passionnés, mais secrètement hypocondriaques. Ils ont prétexté de voyager avec leur chirurgien en cas de problème médical. Ils partent pêcher une semaine durant. Ils rentrent bredouilles tous les jours. Sauf le dernier. Après six heures de lutte acharnée, Jean-Michel ramène un espadon énorme. Il sera sacré vice-champion du monde de pêche au gros pour cette prise exceptionnelle.

Max s'est marié à l'Église avec Catherine, née Feuillade, rencontrée sur les bancs de la Faculté de médecine. Si elle a longuement hésité entre l'ophtalmologie comme son oncle, le célèbre Pr Louis Paufique (pionner de la greffe de cornée), dont elle était très proche, elle choisira finalement la psychiatrie comme son père et son grand-père qui avaient fondé la clinique « Mon Repos » à Écully. Femme de devoir et très fidèle, elle exerce toute sa carrière à la clinique avec ses sœurs Claudie et Marie-Jo. En parallèle, elle assure toute l'intendance notamment familiale. De fait, elle contribuera très largement à la réussite médicale et au succès politique de Max dont elle était très admirative. On se souvient des repas à la maison avec

---

[1] Badet Lionel, Morelon Emmanuel & Martin Xavier, « Jean-Michel Dubernard, pionnier de la Médecine », in *Lyon capitale*, 2021 ; 15 : 1-36.

des personnalités politiques locales, nationales et parfois internationales, des meetings dans l'appartement familial lors des campagnes électorales. En retrait, mais toujours fin stratège et pas toujours en accord avec les décisions de son mari, notamment lorsqu'il démissionne de l'Assemblée nationale en 1990, ce qui lui coûtera sans aucun doute un poste de ministre. Ils finissent par séparer à la fin des années 1990, en raison de sa carrière politique nationale qui l'a éloigné de ses attaches lyonnaises. S'il divorce d'elle, et si ce moment s'est avéré difficile et douloureux pour tous, Max gardera de bons liens avec elle malgré tout. Catherine meurt 9 mois avant lui, en 2020. Elle ne s'est jamais remariée, mais avait refait sa vie.

Il épousera Camille par la suite pour un mariage qui ne sera que civil[1].

« Il n'y pas de hasard, il n'y a que des rendez-vous. » Jean-Michel Dubernard se plaisait à citer cette phrase apocryphe de Paul Eluard[2]. Pourtant, son sens profond est emblématique de la vie du chirurgien lyonnais.

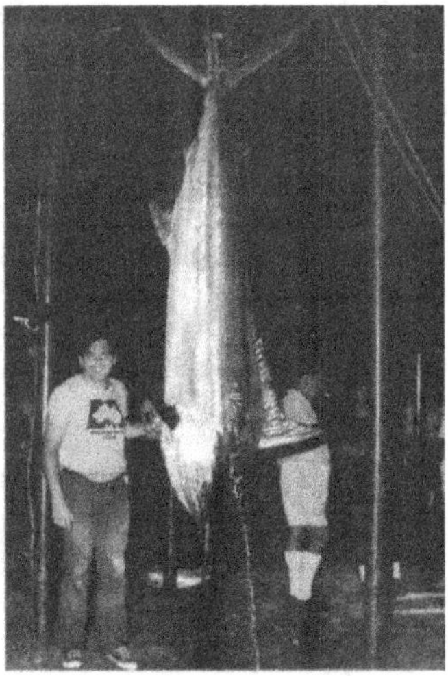

Jean-Michel[3] et sa prise, un espadon, qui fait de lui un vice-champion du monde de pêche « au gros ». Il porte alors un tee-shirt des cours de microchirurgie qu'il coorganisait avec le Pr Earl Owen[4].

---

[1] Témoignage inédit de Mme Camille Frances-Dubernard recueilli par téléphone le jeudi 18/05/2023 (voir son témoignage complet dans le chapitre *Le mari, le père, le frère, l'ami* plus loin).

[2] Citation prêtée à Paul Eluard, mais qui ne serait pas de lui.

[3] Dans un interview donné le 17 avril 2003 pour www.lyonpeople.com, « Les interrogatoires à KGB », Jean-Michel Dubernard répond aux questions posées par le journaliste. « Taille *: 1,82 m ;* signe zodiaque *: taureau ;* poids *: entre 86 et 95 kg.* »

[4] © Gil Dubernard, 2023.

L’homme médecin

À la petite enfance, sa mère lui offre une carte du ciel et une petite lunette télescopique. Son père, quant à lui, est féru de culture gréco-latine. L’astronomie et… le Minotaure. Une figure mythologique qui le suivra des années après.

En 1952, deux événements viennent coup sur coup chambouler la vie du petit garçon. Il est d’abord opéré de l’appendicite. La dextérité du chirurgien qui opère Max émerveille Maurice, son père, et le garçon. À Noël de la même année, le Pr Jean Hamburger réussit la première greffe du rein. Le jeune homme opéré ne survit que 21 jours, mais les radios s’emparent de l’événement et le diffusent partout dans le pays. Jean-Michel est dans son lit d’hôpital. Il écoute la TSF qui relate l’événement. Il est littéralement fasciné. À 11 ans, il sait déjà que lui aussi empruntera ce chemin[1].

À 20 ans, il est pigiste à Chamonix. Il assiste à l’expédition de juillet 1961 qui voit 7 alpinistes confirmés s’élancer sur une des dernières voies inexplorées du Mont-Blanc. Trois en reviennent seulement. De cet épisode, il tire son article le plus connu et demeure marqué par l’aventure.

Sans avoir encore obtenu ses diplômes, il occupe toutes ses soirées lyonnaises à expérimenter les greffes de rein sur les chiens dans un laboratoire. *« Il rêve de greffes, de transplantation. C’était une obsession chez lui. Un rêve d’enfant inaccessible qu’adulte, il rendra accessible… »*, comme le souligne son fils Gil. Alors qu’il est en stage à Louvain, en Belgique, la chance frappe à sa porte. Un poste se libère à Harvard. La plupart de ses collègues sont pères de famille et ne peuvent donc pas accepter. Lui ne l’est pas et sait déjà tout des greffes rénales qu’il pratique aisément sur les chiens. Il accepte le poste. Il est pris. Il a 24 ans. Son internat fini, il part aux États-Unis, à la Harvard Medical School de Boston. Il rejoint le service de John Murray qui recevra le prix Nobel de médecine en 1990 pour avoir réussi la première greffe de rein au monde. Il y reste trois années durant où il travaillera comme il ne l’a jamais fait jusqu’alors. En 1968, il revient

[1] Badet Lionel, Morelon Emmanuel & Martin Xavier, « Jean-Michel Dubernard, pionnier de la Médecine », in *Lyon capitale*, 2021 ; 15 : 1-36.

à Lyon[1]. Il constate que le suc pancréatique contribue largement aux échecs des transplantations. Il décide pour aboutir dans cette voie de neutraliser la fonction exocrine du pancréas. Pour cela, il injecte de la colle néoprène dans le canal pancréatique qui *« se polymérise au contact du suc »*. Associé au Pr Traeger, il sauve ainsi la vie d'un Italien dont le diabète avait rendu impossible toute greffe de rein. Le 23 octobre 1976, une greffe de pancréas est tentée et réussit. Le lendemain de cette intervention, selon Traeger, *« il n'y avait plus besoin d'insuline, le malade a pu supprimer son régime et nous n'avons plus eu à parler du diabète. Au cours des six mois qui ont suivi, l'état général s'est amélioré et ce sujet est devenu capable de supporter une transplantation rénale. »* Une greffe rénale est réalisée dans un second temps le 10 mars 1977. Avec succès[2]. Dubernard est nommé chef de clinique dans la foulée. Sa réalisation est aussitôt très relayée dans les médias. Il a 35 ans. *« Leonardo est un souvenir extraordinaire. Il était en train de mourir. »*

Tout le monde s'accorde dès lors à reconnaître qu'il est un visionnaire de génie. Il anticipe et bénéficie d'une intuition unique à nulle autre pareille.

Ses élèves comme Lionel Badet ou Marwan Dawahra ne tarissent pas d'éloges à son propos. Une admiration sincère est palpable à chaque mot ou chaque phrase évoquant Jean-Michel Dubernard.

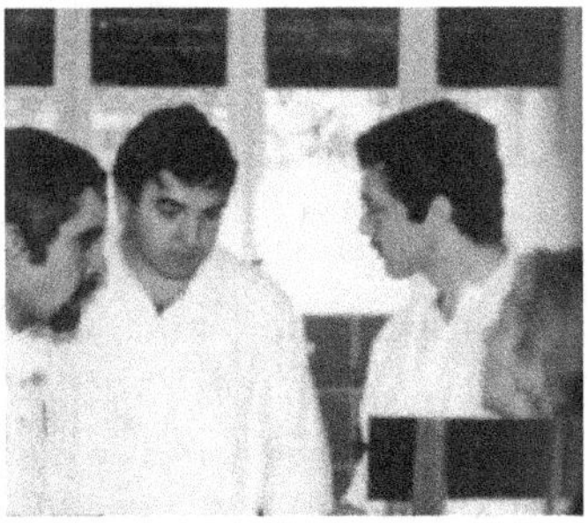

Première greffe pancréas-rein au monde en 1977. Max, jeune agrégé, aux côtés des Drs Baurand et Neyra, chefs de clinique au Pavillon V.
3

[1] Dans un interview donné le 17 avril 2003 pour www.lyonpeople.com, « Les interrogatoires à KGB », Jean-Michel Dubernard répond aux questions posées par le journaliste. *«* Avez-vous fait votre service militaire ? *Non.* Pour quelle raison ? *Tuberculose. Récupéré à l'hôpital Sainte-Eugénie dans le service du professeur Bras. »*

[2] Badet Lionel, Morelon Emmanuel & Martin Xavier, « Jean-Michel Dubernard, pionnier de la Médecine », in *Lyon capitale*, 2021 ; 15 : 1-36.

[3] Badet Lionel, Morelon Emmanuel & Martin Xavier, *Recueil d'hommages*, autopublication, sans date.

En 1998, Clint Hallam[1] reçoit la main d'un motocycliste mort. C'est Jean-Michel Dubernard qui l'a greffé. C'est la première fois dans le monde. Dubernard en rêvait depuis des dizaines d'années, il l'a finalement fait. L'intervention a débuté à 10h00 et s'est achevée à 23h30. Elle s'est déroulée au Pavillon V de l'hôpital Edouard-Herriot. Dubernard a monté pour l'occasion une équipe de sept autres chirurgiens qu'il a sélectionnés personnellement. Tous des pointures internationales[2]. Il en prend logiquement la direction[3].

Ce sont Earl Owen et Nadey Hakim, chef du service de transplantation du St Mary's Hospital de Londres, Marco Lanzetta, chef du service de chirurgie de la main de l'hôpital de Monza en Italie, Xavier Martin et Marwan Dawahra de Lyon, élèves et amis de Dubernard, tous deux du service d'urologie et transplantation de l'hôpital Edouard-Herriot, Guillaume Herzberg du service d'orthopédie de la même institution et Harry Kapila du département de chirurgie de la main du Canterbury Hospital de Sydney en Australie. Dubernard est polyglotte, il lui est aisé de communiquer et de faire le lien entre tous.

Au IIIe siècle avant J.-C., Côme et Damien, les pères de la médecine, s'y étaient essayés. Dubernard l'aura fait près de 1 500 ans après.

Communiqué de l'Hôpital Edouard-Herriot : *« Après les examens habituels effectués chez tout donneur d'organe, le prélèvement a consisté à sectionner le bras droit, au-dessus du coude, à le perfuser pour le refroidir avant de le perfuser pour le refroidir avant de le*

Avec l'aimable autorisation du Pr Xavier Martin

[1] Après l'opération, Clint Hallam, un Néo-Zélandais, déclenche une polémique : il avait caché ses antécédents judiciaires et le fait qu'il a fait de la prison. C'est là d'ailleurs qu'il s'est tranché accidentellement la main avec une scie circulaire. Il est notamment recherché par la police pour plusieurs affaires d'escroquerie après son opération, vole d'autres patients, cherche à se faire payer pour ses apparitions médiatiques, et ne suit pas les lourds traitements immunosuppresseurs nécessaires, ce qui provoque plusieurs crises de rejet. Il se fait finalement amputer la main greffée le 3 février 2001 dans un hôpital privé de Londres. Il semble que cette main greffée ne jouera pas de rôle plus important qu'un artéfact prothétique, mais elle mettra en avant le rôle primordial des cellules souches dans le transfert et le maintien d'une greffe de membre.

[2] *« Le meilleur type pour les nerfs, Owen, le meilleur pour les tendons et les os, le petit Lanzetta, le meilleur en immunologie, Hakim ».*

[3] Badet Lionel, Morelon Emmanuel & Martin Xavier, « Jean-Michel Dubernard, pionnier de la Médecine », in *Lyon capitale*, 2021 ; 15 : 1-36.

transporter à Lyon. Une prothèse spécifiquement fabriquée a été alors mise en place pour redonner au corps du défunt une apparence normale. Le greffon a été préparé par notre établissement. L'avant-bras du donneur a été sectionné à un niveau adapté. Les principales artères et veines, les principaux muscles, tendons et nerfs ont été repérés et individualisés pour faciliter la suture chez le receveur. Ce dernier a, quant à lui, été soumis à la série d'investigations habituelles. Des examens spécifiques ont précisé l'état des os, des muscles, des tendons et des vaisseaux de son moignon. Aucune contre-indication n'a alors été notée[1]. »

Dubernard dira de cette intervention : *« La greffe des mains représente un grand pas dans l'histoire des greffes. Je n'apporterai pas moi-même de conclusion. Je préfère laisser la parole à un patient. Il m'avait dit un jour : « Cette greffe ne sauve pas la vie. Elle fait bien plus. Elle donne la vie*[2]*. » »*

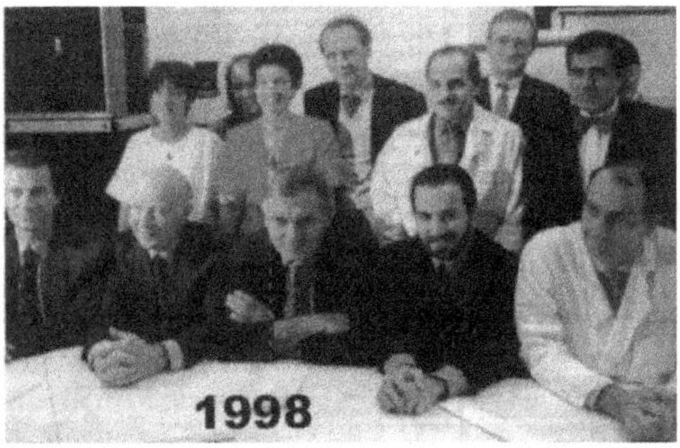

L'équipe multidisciplinaire bâtie par le Pr Jean-Michel Dubernard pour réaliser la greffe de main chez Clint Hallam. À ses côtés, les Prs Earl Owen, Naday Hakim et Xavier Martin[3]. 2e rang : Dr Long, anesthésiste, Dr Burloux, psychiatre, Dr Marwan Dawahra.

---

[1] Badet Lionel, Morelon Emmanuel & Martin Xavier, « Jean-Michel Dubernard, pionnier de la Médecine », in *Lyon capitale*, 2021 ; 15 : 1-36.

[2] Badet Lionel, Morelon Emmanuel & Martin Xavier, « Jean-Michel Dubernard, pionnier de la Médecine », in *Lyon capitale*, 2021 ; 15 : 1-36.

[3] Badet Lionel, Morelon Emmanuel & Martin Xavier, *Recueil d'hommages*, autopublication, sans date.

Avec l'aimable autorisation du Pr Xavier Martin.

En 2000, Denis Chatelier[1] a 33 ans. Il a été amputé des poignets en 1996 suite à l'explosion d'une fusée artisanale. Dubernard sollicite la même équipe qu'en 1998 et demande à d'autres chirurgiens de très haute pointure de participer à ce qui sera la première greffe mondiale d'une greffe bilatérale de mains. L'équipe est aidée par environ 50 paires de petites mains qui accompagnent les chirurgiens dans l'intervention[2]. Le donneur a 18 ans et il a subi un traumatisme crânien. Chaque membre de l'équipe s'est entraîné assidûment pour préparer le jour J. Bien évidemment, cette intervention demandait une grande coordination.
Ce sera un succès qui soulèvera moins de polémique qu'en 1998. Lionel Badet, son élève et successeur actuel à la tête de son service dit des travaux de son maître : *« La première phase a été celle des greffes pour sauver des vies (rein, cœur), la deuxième phase, celles qui améliorent la qualité de vie (pancréas), la troisième, imaginée par Jean-Michel Dubernard, vouée à prendre en charge des handicaps majeurs de manière à pouvoir reprendre une vie en société. On retournait à la racine de la transplantation : sauver la vie des gens d'une mort sociale et familiale. »*
En 2005, Isabelle Dinoire[3] est dévisagée par la morsure d'un chien. Dubernard intervient et monte de nouveau une équipe pour réaliser une première mondiale : la greffe partielle d'un visage (lèvres-nez-menton). Il s'associe avec le Pr Devauchelle, chef du service de maxillo-facial du CHU d'Amiens. C'est une nouvelle fois un succès[4]. L'intervention a duré 15 heures. La donneuse était une personne en coma dépassé de l'hôpital d'Amiens. Devant les médias du monde entier, Jean-Michel Dubernard s'exclame : *« Nous ne sommes pas là pour faire des premières mondiales, mais pour traiter des gens en souffrance ! »*

---

[1] Denis Chatelier est toujours vivant. Il dispose toujours de ses membres greffés et est toujours suivi. Il participe activement à une association d'aide aux handicapés.

[2] Badet Lionel, Morelon Emmanuel & Martin Xavier, « Jean-Michel Dubernard, pionnier de la Médecine », in *Lyon capitale*, 2021 ; 15 : 1-36.

[3] Isabelle Dinoire est décédée en 2016 des suites d'un cancer des poumons. Elle fumait beaucoup. Le Figaro a annoncé en 2015 qu'elle aurait subi un rejet du greffon et qu'elle aurait perdu une partie de l'usage de ses lèvres.

[4] Badet Lionel, Morelon Emmanuel & Martin Xavier, « Jean-Michel Dubernard, pionnier de la Médecine », in *Lyon capitale*, 2021 ; 15 : 1-36.

« Earl Owen l'a indéniablement convaincu et poussé à entreprendre ses chirurgies. Ils étaient de grands amis. La force de Jean-Michel Dubernard était de former une équipe, de réunir des compétences et de les motiver[1]*. »*
Earl et Jean-Michel n'hésitaient pas *« à inverser les pupitres et à enfreindre les bienséances pour faire avancer leurs projets*[2]*. »*
Travailleur acharné, il publie partout dans le monde. Sa renommée mondiale lui vaut d'être reconnu dans le milieu de la transplantation, de l'urologie et de l'immunologie. Tous ses séjours à l'étranger lui permettent d'établir une liste de chirurgiens de valeur susceptibles d'être sollicités pour diverses entreprises.
« Au rugby, il faut des grands qui sautent haut, des gros qui poussent fort, des moyens qui courent vite, des petits qui ramassent derrière la mêlée. » « Le principe de ma vie, c'est de mettre en lien des types hyperspécialisés qui vont réussir quelque chose qu'ils n'auraient pas réussi à faire seul[3]*. »*

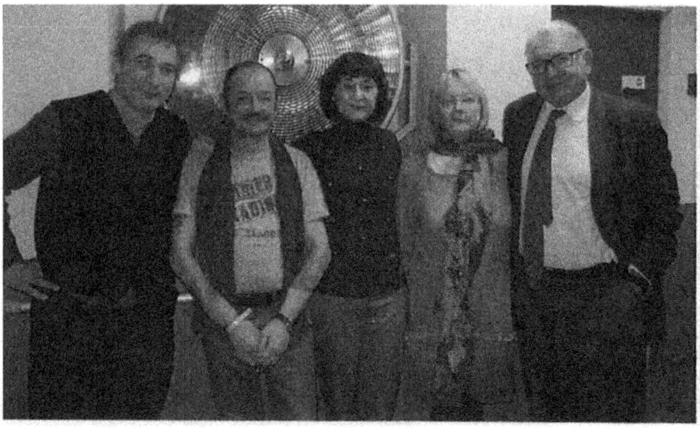
[4]

De gauche à droite : Pr Emmanuel Morelon, Denis Chatelier, Pr Palmina Pettruzzo, Isabelle Dinoire (première greffée de la face en relation avec le CHU d'Amiens) et Max en 2015.

---

[1] Témoignage inédit de Mme Florence Balaÿ recueilli par téléphone le 08/06/2023.
[2] Badet Lionel, Morelon Emmanuel & Martin Xavier, « Jean-Michel Dubernard, pionnier de la Médecine », in *Lyon capitale*, 2021 ; 15 : 1-36.
[3] Badet Lionel, Morelon Emmanuel & Martin Xavier, « Jean-Michel Dubernard, pionnier de la Médecine », in *Lyon capitale*, 2021 ; 15 : 1-36.
[4] Badet Lionel, Morelon Emmanuel & Martin Xavier, *Recueil d'hommages*, autopublication, sans date.
Avec l'aimable autorisation du Pr Xavier Martin.

Ses élèves

Par le Pr Xavier Martin[1]

Dans le rapport maître – élève, on ne regarde souvent que ce que le maître apporte à l'élève, une formation technique en chirurgie par exemple. Il ne faut pas oublier le retour : la contribution de l'élève au projet du maître. Il ne faut pas oublier la relation humaine bilatérale dans le couple maître – élève. Max avait la capacité d'avoir une relation très personnalisée avec tous ses collaborateurs parce qu'il s'intéressait à eux, leur origine personnelle, leur histoire, leur famille. Il savait mettre les bonnes personnes à la bonne place. En ce sens, il était un excellent chef d'équipe. Il a sûrement eu des élèves dans sa carrière politique, mais je me bornerai à d'écrire ceux de son parcours médical.

Beaucoup des collaborateurs du service que Max a recrutés au tout début sont sûrement ses élèves chéris et ont une importance particulière puisqu'ils ont participé comme Béatrice Cuzin, une des premières femmes urologues en France, Pierre-Olivier Cadi, Emmanuel Delorme, Michel Henriet, à la création, puis à la renommée d'une équipe en devenir. Ils ont été les premiers chefs de clinique de 1982 à 1985.

J'exclus, de cette liste d'élèves, les collaborateurs comme Albert Gelet et Jean-Marie Marechal. Ils étaient ses amis d'internat présents dans les tout premiers moments de la création de l'équipe. Ils ont été les premiers piliers, chacun dans un domaine particulier où ils ont pu déployer leurs compétences. Car, dès le début, le service a fonctionné avec des référents de sous-spécialités, ce qui a facilité l'hyper-compétence et la valorisation individuelle des praticiens, contrairement au système classiquement pyramidal. C'était une innovation "managériale" pour l'époque. Elle a permis aussi d'éviter une concurrence entre les membres d'une même équipe.

Je ne peux pas mentionner le nom des chefs de clinique (le service avait trois postes permanents) formés au Pavillon V dans le cadre de leur cursus pendant les décennies suivantes. Ils ont tous été des élèves de Max ou de l'esprit qu'il a pu transmettre. Ils ont contribué

---

[1] Pr Xavier Martin : Ancien président de l'Académie nationale de chirurgie 2019.
Échange de mails du 31/05/2023.

au haut niveau scientifique et clinique de l'équipe. Ils ont eu une formation technique du haut niveau. Il n'y a pas eu d'échecs.
Au cours de cette longue épopée à partir de 1977, nombre de ses élèves les plus fidèles étaient des étrangers. En effet, le nombre de postes officiels réservés aux anciens internes était limité par rapport à l'ambition que Max avait de faire grandir son service. En outre, son esprit ouvert et rebelle le conduisait naturellement à recruter en dehors des "étagères" classiques du sérail. C'est ainsi que, profitant des rencontres en congrès, des contacts qu'il nouait facilement et de sa capacité d'entraînement, il s'est entouré de jeunes chirurgiens idéalistes et prêts à s'investir dans un projet dynamique qui leur apporterait une formation de haut niveau et une étiquette internationalement reconnue. Ils occupaient souvent des postes budgétaires de faisant Fonction d'Interne (FFI) relativement faciles à obtenir à cette époque. Cette situation les mettait à un niveau d'infériorité par rapport aux assistants anciens internes des Hôpitaux "du sérail". Mais, l'abondance du travail et des gardes de nuit permettait d'aplanir cette différence.

. Gaby Kamel de Beyrouth était là au tout début. Je pense qu'il est arrivé en 1978. Il a été élevé direct et a aussi beaucoup apporté à une époque où la taille du service était limitée à 15 lits, ce qui, à l'époque des grands services à 80 lits, était ridicule et où il n'y avait qu'un seul poste d'interne, et de chef de clinique pour prendre en charge l'Urologie et la Transplantation. Jeunes chirurgiens, nous partions avec Gaby faire les prélèvements de rein dans toute la région. De retour à Beyrouth sept ans plus tard, il a pu y organiser la transplantation rénale dans des conditions très difficiles.
. Michel Pugeat, chirurgien viscéraliste, qui n'a pas trouvé de poste de chef autrement qu'en Neurochirurgie grâce à la coopération de Georges Fischer. Il a eu le premier poste de chef au Pavillon V en 1978. C'est la Borne 1 de la longue liste des chefs de clinique.
. Je[1] suis arrivé aussi à cette époque, en 1977, pendant mon service militaire. Interne et pleinement investi dans le laboratoire INSERM pour les recherches sur les transplantations chirurgicales de pancréas pour lesquelles il voulait développer un programme ambitieux, il m'a emmené dans son sillage toujours fidèle et fraternel. Je suis resté

---

[1] C'est le Pr Xavier Martin qui parle.

son principal collaborateur et ami les 45 années qui ont suivi. Sans toutes ses qualités, mais aussi sans tous ses excès, j'ai repris son projet pendant près de 20 ans, renouvelé l'équipe tout en gardant, je pense, les grandes idées qu'il m'a apprises : avoir un projet, savoir intégrer les personnes surtout celles qui en ont besoin, faire participer, faire s'épanouir les qualités des collaborateurs, éviter les préjugés et les idées reçues, transmettre.

. Jean Amiel, interne de Nice en fin d'internat, est venu pendant un an dans le service en 1982. Devenu chef de service à Nice, il a profité des orientations et du modèle préconisés par Max pendant toute sa carrière.

. À cette époque également, fort des relations nouées avec Jules Traeger et les équipes sud-américaines, il a fait venir Fernando Canton de Córdoba d'Argentine entre 1983 et 1988, et Ernan Caudas d'Asunción au Paraguay à la même période. André Susa-Castello de Fortaleza au Brésil est resté cinq ans de 1992 à 1997. Il a beaucoup participé aux activités de transplantation pancréatique. Louis Carlos Feitosa de Teresina au Brésil a pris sa suite en 1997. Il est resté sept années et a pu créer par la suite un centre d'Urologie et de Transplantation à Teresina dans le Piauí.

Fruit des relations de collaboration instituée avec l'hôpital San Rafaele de Milan, de nombreux résidents italiens de haute qualité scientifique se sont succédé. Parmi eux, Roberto San Severino est resté environ sept ans entre 1988 environ et 1995. Il est arrivé tôt dans sa formation, amené par son père, patron de l'Urologie napolitaine, qui voulait assurer à son fils une formation supérieure. Il est reparti praticien expert en Urologie et en Transplantation. Il a été sûrement un de ses principaux élèves de cœur et un fidèle ami de Max.

. Marwan Dawahra, titulaire d'un DES de chirurgie et Syrien d'origine, est arrivé au nouveau Pavillon V en 1983 avec Jean-Marie Marechal, chirurgien et collègue d'Internat de Max, qui a développé par la suite la cancérologie dans le service. Il était un chirurgien exceptionnel. Il a aussi été un de ses principaux élèves, collaborateur en chirurgie et en politique, et ami, ceci pendant près de quinze ans au Pavillon V, et bien après.

. Pendant cette période (depuis l'ouverture du nouveau service en 1983 et pendant plus de 40 ans), de très nombreux résidents, assistants se sont succédé. Dans tous les pays du Moyen-Orient, au

Liban, en Asie, au Japon et beaucoup en Amérique du Sud, un grand nombre de transplanteurs ont été formés par Max et l'équipe lyonnaise qui rayonnait dans le domaine. Mention particulière pour Michio Ishibashi, chirurgien transplanteur japonais, resté quatre ans entre 2002 et 2006, venu dans le cadre d'un projet de recherche sur un nouvel immunosuppresseur. On a recensé plus de 100 stagiaires étrangers chirurgiens qui sont restés pendant un an ou plus. Tous ont gardé le souvenir d'une équipe fédérée autour d'un projet sans cesse dynamisé et incrémenté. Autre mention spéciale à la filière Côte d'Ivoire et Sénégal (Konan Manzan, Angueran Dekou, Keke Kata...) issue d'une amitié de Max avec le professeur Ya Dje qui a passé le même concours d'agrégation que Max en 1976. Rappelons aussi les équipes égyptiennes de néphrologues, chirurgiens et infirmières du Caire (comme le professeur El Kassabi ou Shérif Soliman devenu vice-doyen de la Faculté al-Azhar) et de Mansoura (Pr Gonhem, Mohamed Meckrech) venues se former à Lyon dans le sillage des voyages de Jules Traeger et de Max dans le domaine de la transplantation. Beaucoup de chirurgiens militaires marocains se sont également succédé (Driss Touati, Mohamed Abbar...), de Tunisiens de l'équipe de l'hôpital Charles-Nicole (Mohamed Barkia, Ben Rais...). Deux chirurgiens iraniens dont le Dr Laftavi qui est devenu chef de service de Transplantation à Buffalo, NY. Plusieurs médecins saoudiens sont restés dans le service plus d'un an dans le cadre des accords de la France avec les pays du Golfe. Rappelons aussi les médecins cubains venus en équipes complètes se former en transplantation ainsi que les jeunes chirurgiens espagnols dont Antonio Salva Verde et Rafael Castro de Saint-Jacques et Bilbao.

. Lionel Badet, arrivé après la phase de premier essor de l'équipe, a tout de suite adhéré au programme de greffes de tissus composites et à son promoteur. Max était retraité à l'époque pionnière des greffes de tissus composites et Lionel, aussi passionné par le sujet scientifique que par le personnage, est un de ses "grands" élèves sur le plan spirituel. Il a su maintenir l'héritage de l'équipe que je lui ai transmise dans la continuité de celle du Max. Il a tellement travaillé avec Max sur les greffes de tissus composites et greffe de visage à partir de 2005. Il a été nommé Professeur des Universités sur le poste budgétaire de Max en 2006.

. On ne peut pas exclure parce qu'il n'est pas chirurgien, Emmanuel Morelon, immunologiste de transplantation, "transfuge" de l'équipe

de Henry Kreiss de l'hôpital Necker. Il compte aussi parmi les élèves qu'il a su entraîner.
. Palmina Peltruzzo de Cagliari, arrivée en 1997 pour les greffes de pancréas, a participé à l'activité de transplantation de tissus composites. C'était déjà une chirurgienne confirmée. Elle a été imprégnée et formée à l'esprit pionnier et chercheur de Max.

Tous ont été profondément marqués par la personnalité, les qualités de chef d'équipe de Max qui était à la fois très exigeant et très empathique, voire très sensible. Tous en gardent un souvenir affectueux et reconnaissant. En particulier, ayant accompli l'ensemble de ma carrière de chirurgien pendant plus de 45 ans avec Max, j'ai pu apprécier la richesse de ce qu'il m'a transmis tant sur le plan technique dans un monde chirurgical sans limites que sur le plan humain. Sa capacité à rendre possible ce qui n'était pas imaginable, à écouter les autres, à voir ce que les autres ne voyaient pas et sa fidélité ont eu une influence indéniable sur le cours de ma vie professionnelle et personnelle.

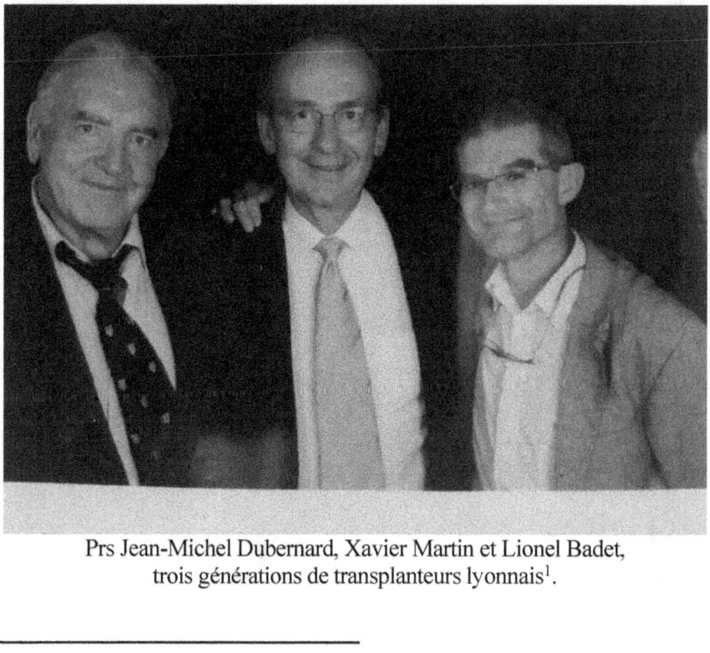

Prs Jean-Michel Dubernard, Xavier Martin et Lionel Badet,
trois générations de transplanteurs lyonnais[1].

---

[1] © Xavier Martin, 2023.

Mondialement connu

Au travers des communications effectuées dans de nombreux pays, de la notoriété que la réussite de ses transplantations majeures a pu lui conférer, de toutes ses publications qui se chiffrent par plusieurs centaines, de sa maîtrise de la langue anglaise, de son empathie et de son influence majeure dans toutes les sociétés médico-chirurgicales internationales consacrées à la transplantation qu'il a créées pour certaines, des assistants-collaborateurs qu'il a accueillis dans son service qui est devenu lui-même célèbre, Jean-Michel Dubernard, au fil du temps, s'est fabriqué un carnet d'adresses d'une importance considérable. On peut sans peine l'imaginer, mais le visualiser afin de la comprendre, il me semble que c'est encore mieux.
Dans le recueil de témoignages-hommages autoédité par les Prs Badet, Morelon et Martin paru après sa mort, de nombreux confrères étrangers sont cités[1].

Paraguay 1
Brésil 2
Italie 3
USA 6
Autriche 2
Cambodge 1
Angleterre 1
Argentine 1
Belgique 3
Tunisie 2
Maroc 4
Grèce 1
Sénégal 1
Espagne 1
Côte d'Ivoire 1
Australie 1
Égypte 1

---

[1] Les listes ci-après ne sont pas exhaustives.

Tous ses assistants-opérateurs sont d'accord : il a été provocant au début pour les pousser dans leur retranchement, il a pu s'emporter parfois, mais, par la suite, une fois qu'ils ont été établis, il a été d'une humanité, d'une loyauté, d'une empathie et d'une gentillesse absolues. Tous lui vouent un culte indéfectible.

Bien sûr, Max a fait des communications dans tous les pays précédemment cités en tant qu'invité ou bien au sein de congrès chirurgicaux de transplantation. À ces contrées, s'ajoute l'Islande où il est venu parler aussi et probablement les pays suivants[1].
Dans la plupart de ces pays également, il a opéré. À ceux-ci, s'ajoutent l'Algérie, l'Iran, la Serbie, l'Allemagne, Cuba où il raconte avoir pratiqué son art dans des situations parfois rocambolesques[2].
Sans oublier la formation Hesperis dont il a contribué à la mise en place, il a délivré des enseignements à l'échelon international.

Il recherche la qualité, cette qualité mise au service de ses patients, et tient énormément à sa collaboration avec des praticiens étrangers. Au sein de son service, il instaure une tradition, celle du *visiting professor* qui prend sa place dans son bureau et assume toutes ses charges, et fonctions pendant une semaine. Il rencontre tout le service, y compris les étudiants, mange avec eux. Il s'intéresse à leurs recherches et leurs parcours. Évidemment, Max se préoccupe de lui faire découvrir la gastronomie lyonnaise et l'Opéra de la ville. À la fin du séjour, le *visiting professor* reçoit un certificat officiel pour sa venue et une somme forfaitaire délivrée en remerciement par l'Université française. En contrepartie, celui-ci doit rédiger un rapport où il établit un bilan de sa visite et est libre de faire état de ses critiques sur le fonctionnement du service. Ce mode de fonctionnement a été utile notamment dans la mise en place de dépistages plus fréquents, jugés insuffisants par le confrère canadien.

---

[1] Dubernard Jean-Michel, *L'hôpital a oublié l'homme*, Plon (éd.), Paris, 1997, 232 p.
[2] Dubernard Jean-Michel, *L'hôpital a oublié l'homme*, Plon (éd.), Paris, 1997, 232 p.

Il a fait venir ainsi des sommités et amis du Brésil, des USA, du Canada, d'Algérie[1]...

Il est indiscutable que sa médiatisation mondiale à l'issue de toutes ses « premières » a été phénoménale et dépasse tout ce que l'on peut imaginer. Elle lui a été très certainement utile pour faciliter des échanges avec les confrères d'autres pays et faire évoluer les choses favorablement au mieux des intérêts de ses patients, ce qui était sa préoccupation prédominante, mais ce chapitre démontre, s'il en était besoin, que notre homme disposait d'un carnet d'adresses mondial et que son importance, voire son influence médicale, était d'une envergure à nulle autre pareille. Et partout, absolument partout, il était aimé...

[1] Dubernard Jean-Michel, *L'hôpital a oublié l'homme*, Plon (éd.), Paris, 1997, 232 p.

Témoignages internationaux

« Jean-Michel Dubernard a rejoint le 10 juillet 2021 l'exoplanète dont il était issu. Il est venu sur terre, et avait choisi Lyon, pour faire avancer la médecine de 10 siècles. (...) Pour ma part, j'ai pu garder, grâce à lui, mon père huit ans de plus alors qu'il était à l'article de la mort. Son frère me l'avait présenté à cette époque. Je leur dois donc une reconnaissance infinie. Il s'est intéressé à toutes les personnes qui souffraient à Lyon, avec un engagement sociétal, personne per personne. Il est parti trop tôt. Il n'a pas pu terminer sa mission... Il aimait les siens et sa famille au-delà de tout. (...) Il était l'homme avancé que j'ai rêvé d'être depuis mon adolescence. Nous garderons tous le souvenir de quelqu'un dont les magnifiques qualités humaines resteront à jamais gravées dans nos mémoires comme autant de signes révélateurs d'une personnalité exceptionnelle, venue de l'espace-temps et inconnue à ce jour sur terre. »

Christian Latouche,
mécène et entrepreneur milliardaire[1].

« Il y a un gros cerveau derrière lui et une volonté d'acier qui est prête à affronter les critiques massives. »

Dr Thomas E. Starzl,
père de la transplantation moderne[2].

« Le Dr Dubernard était l'un des chirurgiens les plus innovants du siècle dernier. C'était un urologue capable de pratiquer la chirurgie plastique, la chirurgie de transplantation et de combiner les merveilles du monde. Personne au monde n'aurait réalisé des greffes de pancréas sans complications, des greffes de mains qui ont redonné des capacités, et des greffes de visage qui ont redonné de la sociabilité. J'ai rencontré « Max » pour la première fois en 1976 lors de la réunion mondiale de la Société européenne de recherche chirurgicale qui s'est tenue à Varsovie. Max a bénéficié d'un accès

[1] Badet Lionel, Morelon Emmanuel & Martin Xavier, « Jean-Michel Dubernard, pionnier de la Médecine », in *Lyon capitale*, 2021 ; 15 : 1-36.
Un grand remerciement aux Prs Lionel Badet, Emmanuel Morelon et Xavier Martin pour leur travail hommage remarquable dans *Lyon Capitale* (2021).
[2] Badet Lionel, Morelon Emmanuel & Martin Xavier, « Jean-Michel Dubernard, pionnier de la Médecine », in *Lyon capitale*, 2021 ; 15 : 1-36.

spécialisé à la scène et il a persuadé la plupart des participants que sa technique d'injection dans le conduit en néoprène permettait la survie des greffes de pancréas sans complications. »

Dr David Sutherland[1],
chirurgien américain ayant effectué la première transplantation partielle de pancréas en 1979.

« (...) Je me souviendrai toujours de lui comme d'un collègue plein d'entrain, doté d'une grande profondeur de connaissances et d'une curiosité infatigable. Nous sommes devenus amis lorsque nous nous sommes assis par hasard, l'un en face de l'autre à la table d'un dîner, lors d'une des nombreuses réunions sur la transplantation auxquelles nous assistions tous les deux. Nous avons parlé de son enfance pendant la Seconde Guerre mondiale et j'ai chanté quelques vers de la chanson de la Résistance apprise pendant l'année que j'avais passée à Paris en 1963 (...). Il a été particulièrement ému par le vers « Ami, si tu tombes, un ami sort de l'ombre à ta place ». Il était étonné qu'un Américain connaisse cette chanson et a insisté lors d'une autre réunion, pour que je la chante à tout le public !
Ce genre d'enthousiasme était typique de Max Dubernard ! Je ne l'avais pas vu depuis plusieurs années, mais j'ai toujours espéré que nous nous reverrions. Je suis triste de savoir maintenant que ce ne sera pas le cas. »

Pr David H. Sachs[2] au Colombia University Medical Center,
le premier à développer un protocole clinique pour « l'induction de la tolérance à la transplantation » sans traitement à base d'immunosuppresseur à partir de 2000.

« Bien qu'il ait été formé comme urologue et moi comme chirurgien, nous avions le même intérêt pour la transplantation et en particulier ses aspects immunologiques. Il ne fait aucun doute que Max a été l'un des plus grands chirurgiens transplanteurs de la période pionnière en introduisant la technique d'occlusion du canal dans la transplantation du pancréas et en initiant et coordonnant la première transplantation réussie de la main et du visage. Pour son

---

[1] Badet Lionel, Morelon Emmanuel & Martin Xavier, « Jean-Michel Dubernard, pionnier de la Médecine », in *Lyon capitale*, 2021 ; 15 : 1-36.
[2] Badet Lionel, Morelon Emmanuel & Martin Xavier, « Jean-Michel Dubernard, pionnier de la Médecine », in *Lyon capitale*, 2021 ; 15 : 1-36.

travail de pionnier, il a été récompensé à de nombreuses reprises, notamment par le prix Medawar, récompense la plus prestigieuse dans le domaine de la transplantation. En 2013, nous avons été tous les deux nommés pionniers de la transplantation de la main et des tissus composites lors de la réunion de la Société internationale d'allotransplantation de la main et des tissus composites à Wroclaw. Je ne t'oublierai jamais. »

Pr Raimund Margreiter,
chirurgien autrichien ayant réussi de nombreuses transplantations d'organes qui sont considérées comme les premières du genre[1].

« Seul Dubernard m'a dit : « Je ne sais pas si c'est possible, mais on va trouver la réponse ensemble. » alors que partout ailleurs dans le monde on m'avait dit que c'était impossible. Dubernard a changé ma vie ».

Félix Gretarsson[2],
patient de Jean-Michel Dubernard qui a reçu une greffe bilatérale de bras en 2021.

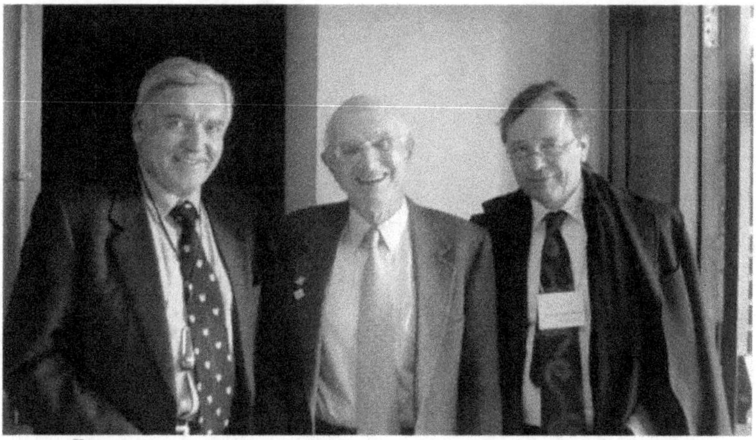

Rencontre entre Jean-Michel Dubernard et Joseph Murray en 2006, à Tucson, USA[3].

---

[1] Badet Lionel, Morelon Emmanuel & Martin Xavier, « Jean-Michel Dubernard, pionnier de la Médecine », in *Lyon capitale*, 2021 ; 15 : 1-36.

[2] Badet Lionel, Morelon Emmanuel & Martin Xavier, « Jean-Michel Dubernard, pionnier de la Médecine », in *Lyon capitale*, 2021 ; 15 : 1-36.

[3] Avec l'aimable autorisation des Prs Benoît Lengelé et Bernard Devauchelle. Le Pr Joseph Murray (1919-2012), au centre, a reçu le prix Nobel de médecine et de physiologie en 1990 pour la réalisation de la première transplantation

rénale réussie au monde (1954). C'est dans son service à Boston que Jean-Michel est venu se former, internat fini, à 24 ans.

L'hôpital a oublié l'homme

Dans son livre *L'hôpital a oublié l'homme* qui est un essai paru aux Éditions Plon en 1997, Jean-Michel Dubernard se confie et nous livre plusieurs anecdotes ou confidences qu'il m'a semblé intéressant de rapporter ici[1]. Jean-Michel Dubernard s'interroge sur la déshumanisation de l'hôpital en général. Il y constate sa suradministration galopante et sa gestion comptable par des personnes extérieures au monde de la médecine, qui se font au détriment du patient le plus souvent, mais aussi du médecin qui doit lutter contre l'ordre établi, et qui en est devenu parfois partie prenante. Il dénonce tout cela et propose des solutions à travers des situations vécues ou relatives à sa propre expérience professionnelle.

Sur la 4e de couverture à propos de l'hôpital, il affirme sans hésitation : *« Je l'ai vu se déshumaniser, les techniques se perfectionner et les relations humaines se dégrader. »*

En préambule de son livre, il précise d'ailleurs : *« Médecin et citoyen, je me suis engagé dans l'action politique, et je suis monté au front. J'ai décidé de témoigner[2]. »*

En voici donc quelques morceaux choisis.

Pp. 51-52 : *« Juin 1994, c'est le mot Ebola qui hante mon esprit tandis que je suis brancardé, transpirant, tremblant, étouffant. Moi, le médecin hospitalier, j'ai peur, persuadé que je vais mourir, autodiagnostiquant le pire : j'ai attrapé la dernière maladie virale à incubation lente, transmise par des singes que j'ai opérés plusieurs fois, et qui a déjà tué plusieurs chercheurs de laboratoire. Moi, le médecin, je me pose des questions sur la qualité des autres soignants, du service dans lequel je suis transporté... et je m'inquiète davantage. À l'hôpital, comme dans bien des endroits, on s'endort plus facilement qu'on ne meurt. Au réveil, la prise de sang a révélé ses secrets, je suis atteint d'une brucellose ou fièvre de Malte. Transmise normalement par le lait de chèvre, je l'ai*

---

[1] Dubernard Jean-Michel, *L'hôpital a oublié l'homme*, Plon (éd.), Paris, 1997, 232 p.

[2] Dubernard Jean-Michel, *L'hôpital a oublié l'homme*, Plon (éd.), Paris, 1997, p. 14.

attrapée en vacances à Val-d'Isère en buvant du lait bourru, c'est-à-dire sorti directement du pis de la vache pour faire plaisir à une amie écolo ! Je ne sais pas de qui faut-il le plus se méfier, des écolos ou des amis. Sans doute des deux comme en politique !
Sur le patient privilégié que je suis, un vent de panique a soufflé. Seule l'ignorance rend légères les consciences. Moi, je connais les insuffisances du système, surtout dans mon propre hôpital. Mais, l'Assistance publique a rempli sa fonction. La mécanique d'urgence a fonctionné à merveille. Environnement humain rassurant, médecins compétents, équipements à la hauteur, diagnostic rapide et fiable. Ce constat est valable en moyenne pour sept urgences sur dix. Qu'en est-il des autres ? »

Pp. 58-60 : *« Un après-midi où nous nous promenions, il (Gil) aperçoit sa sœur de l'autre côté de la rue et se dégage de ma main pour la rejoindre. La voiture qui vient sur lui n'a pas le temps de freiner, l'enfant est projeté en l'air avant d'être à nouveau heurté par le véhicule. Je me réveille parfois encore la nuit en réentendant les sons sourds de ce double impact. Le traumatisme est très sérieux, je dois pratiquer un massage cardiaque pendant près de deux minutes. Puis, douze minutes de bouche-à-bouche me seront nécessaires pour rétablir une respiration normale. Le temps pour l'ambulance des pompiers d'arriver. Survient un étudiant en médecine en service chez les pompiers ! je le traite tout de suite comme un assistant en salle d'opération. Mon fils est sur le brancard, c'est ma seule préoccupation. Je ne suis pas en état de ménager la susceptibilité du jeune praticien. Mais lui ne voit pas du tout les choses du même œil. Je suis dans son ambulance et je lui pique son malade. Et il a passé tout le trajet à me rappeler, sans grand succès, que j'usurpe ses droits. Il devient hystérique quand je lui ordonne de prendre la tension de mon fils au lieu de me mordiller les chevilles.*
Nous sommes arrivés en banlieue lyonnaise. À la suite d'une sorte de Yalta, SAMU et pompiers se sont partagé le territoire. Alors que nous sommes à peine à quinze minutes de l'hôpital, la voiture des pompiers pile au pied d'une grande clinique privée sur l'A6. Nous sommes en territoire SAMU, pas question pour les pompiers d'aller plus loin. Une ambulance du SAMU a été prévenue par radio pour transférer le malade... au risque de sa vie. Cette perte de temps peut

lui être fatale. Je me suis alors demandé si je ne ferais pas mieux d'imposer l'hospitalisation dans la clinique toute proche. Seule la nécessité d'une intervention neurochirurgicale spécialisée, qui n'était envisageable qu'à l'hôpital dans ce cas précis, m'en a empêché. (...) Pendant qu'on transporte enfin l'enfant dans l'ambulance du SAMU, une vigoureuse mise au « point » (sic) met un terme à cette friction professionnelle. Enfin dans l'ambulance, mon fils, toujours inconscient, respire à nouveau seul et la dilatation de ses pupilles s'atténue.
Il ne saurait y avoir de guerre entre le SAMU et les pompiers, au contraire ils doivent coopérer. À Clermont-Ferrand, le 18 des pompiers et le 15 du SAMU sont installés dans un même bâtiment financé par le département du Puy-de-Dôme, au cœur de l'hôpital. Tout s'y passe pour le mieux, pompiers et « SAMUmen », conscients de faire le même métier, développent une efficace complicité. Mais, dans certains départements, notamment dans le Midi et à l'Est du côté de Nancy, mais aussi à Paris, SAMU, pompiers et militaires préfèrent les solos aux pas de deux, et font de la résistance malgré les circulaires qui insistent sur l'interconnexion entre les différents corps d'intervention. Les hôpitaux sont à l'origine du maillage du territoire par les SAMU, mais leur organisation reste lacunaire dans les départements à très faible densité médicale, si bien qu'aucune régulation médicale n'est possible. Dans d'autres départements à urbanisation moyenne, chaque ville possède son SAMU, sans avoir les moyens d'une compétence et d'un équipement minimum... »

P. 74 : *« Après quelques débuts chaotiques, une indifférence quasi générale à la notion de droits de la personne malade, lors de la discussion à l'Assemblée de la loi de 1991 sur la réforme hospitalière où le mot « malade » était à peine cité, le premier article de l'ordonnance sur l'hospitalisation d'avril 1996 met enfin en perspective deux principes fondamentaux : l'universalité de l'égalité concernant l'accès aux soins, et le droit à l'information et aux choix qui en découlent, pour tous les malades. Raymond Aron distinguait la liberté formelle, « être libre de faire quelque chose », et liberté réelle, « être capable de faire quelque chose ». La liberté sans la capacité n'est rien. J'ajoute à ce droit à l'information et au*

choix une troisième catégorie de droits arborescents liés à l'évolution de la science, des mentalités ou des institutions sociales.
Quand mes enfants apprirent que l'UNESCO avait publié une « déclaration des droits de l'enfant », ils la prirent très au sérieux et s'empressèrent de me l'opposer. Je n'ai jamais frappé mes enfants. Mais, si je l'avais fait, on aurait pu voir l'auguste mouvement de la main paternelle, levée pour administrer une fessée méritée, suspendu par une petite main brandissant la déclaration de l'UNESCO... »

Pp. 78-80 : *« En 1983, survint à Lyon un accident qui allait faire jurisprudence. Un adolescent de 15 ans est opéré selon une technique bien rodée, d'une déviation de la colonne vertébrale. Bien que l'opération se passe normalement, le jeune garçon se réveille paralysé des membres inférieurs. Ce sera pour lui le début d'un long combat pour obtenir réparation morale et financière du préjudice subi. Quelques années plus tard, son affaire piétinant toujours en justice, il est allé jusqu'à s'enchaîner avec son fauteuil roulant aux grilles de l'Assemblée nationale. J'ai fait sa connaissance lors de ce sit-in et j'ai commencé à me battre à ses côtés. Au bout de sept ans, le tribunal administratif de Lyon a ordonné de l'indemniser sur le principe de l'aléa thérapeutique, c'est-à-dire de l'accident en l'absence de faute médicale. L'arrêté Gomes fait office de première dans l'histoire judiciaire hospitalière. La direction des Hôpitaux publics de Lyon ne l'a pas entendu de cette oreille et a décidé de faire appel. J'ai intercédé afin qu'elle y renonce pour permettre au plaignant de recevoir enfin ses indemnités. Sensibilisé par l'histoire de Serge Gomes, j'ai déposé début 1994 (...) une proposition de loi sur l'indemnisation des victimes du risque médical qui s'inspire de celle des victimes des attentats terroristes. (...) Notre proposition de loi n'a pas été retenue. (...) Mais, je n'aurais de cesse de monter au créneau... C'est une vraie question de solidarité. »*

Pp. 88-89 : *« Il existe une chose dont je ne suis pas guéri après plus de 25 ans d'exercice, c'est l'anxiété. Celle qui précède l'opération me tenaille. Elle ne me quitte qu'après la période d'observation qui suit l'intervention. De plus, quand on a tout prévu, l'imprévisible est possible, le conditionnel sur la réussite d'une opération est toujours de circonstance ! (...) »*

« Comment expliquer que le rein du donneur n'a pas un aspect normal ? Malheureusement, il n'existe pas de test de viabilité des greffons... Vous prenez le risque. Et vous allez greffer ce rein, parce que vous n'en avez pas d'autres sous la main. Votre expérience montre que ce type de rein, trois fois sur quatre, fonctionne aussi bien que les autres. Bien sûr, dans un quart, il fonctionne moins bien et quelquefois pas du tout. La solution paraît simple, c'est en tout cas, celle que j'applique : dire la vérité. Mais, cette attitude honnête, peut-être trop simpliste, n'est pas forcément la meilleure. (...) Comment trouver les termes adéquats pour décrire une situation complexe que vous comprenez vous-même difficilement ? L'intime conviction ne suffit pas à rassurer le malade. L'intime conviction n'est pas la certitude absolue. (...) Lorsque je ne suis pas sûr de moi à 100 % ou que je suis trop impliqué affectivement, je prends la précaution de parler en présence d'une tierce personne du service : assistant, interne, surveillante ou infirmière. (...)
Je refuse de donner les informations graves à un proche ou à un tiers par téléphone. (...) »

Pp. 93-94 : *« Un malade dûment informé est libre de prendre des risques pour courir sa chance. Choisir une thérapie plutôt qu'une autre. (...) Un patient auquel on expose l'alternative entre deux thérapeutiques, ou entre un traitement et l'absence de traitement, en précisant les avantages et les inconvénients, fait par définition le bon choix, puisque c'est le sien. Il est cependant rare que le médecin et le malade soient confrontés à ce problème. L'ensemble des données cliniques et des résultats d'examens nous orientent vers un traitement précis. Ce qui n'absout pas le médecin d'expliciter son choix. S'il le fait bien, le patient suivra presque toujours son indication. Le premier risque que prend le médecin en exposant au patient le type de traitement qu'il va subir est purement émotionnel. (...) Si plus explicitement, un sujet affiche son anxiété, il faut composer avec le temps, attendre qu'il surmonte ses peurs. J'attends toujours un délai de réflexion quand il n'y a pas urgence. Ce répit peut s'avérer bénéfique, surtout si un proche prend en main le malade et le rassure. »*

Pp. 95-96 : *« Il fut un temps où le médecin de famille au même titre que le notaire était le pivot vers lequel convergeaient tous les maux*

comme une espèce de gazette familiale médicale uniquement réservée à ses membres. Il était le carnet de santé de chacun et la mémoire de tous. Aujourd'hui, la médecine, surtout dans les grandes cités urbaines, a trop tendance à se découper en tranches, d'où la montée en puissance des spécialistes. En l'absence de ce médecin de famille qui n'est plus qu'un souvenir de littérature ; on s'adresse au médecin de sa copine ou aux feuilles jaunes de l'annuaire à moins qu'il ne s'agisse d'une relation. Rien qui assure la pérennité d'un lien. Après quoi, on saucissonne par tranche anatomique. Gynéco, cardio, dermato, uro, pédiatre... On consomme. (...) Si on change de lessive ou de parfum, pourquoi pas de médecin ! Cette façon de soigner sans passé, sans avenir et de se concentrer sur le présent, sur une rate, un ovaire... ne fausse-t-elle pas le jugement, ne le rend-il pas moins fiable ? »

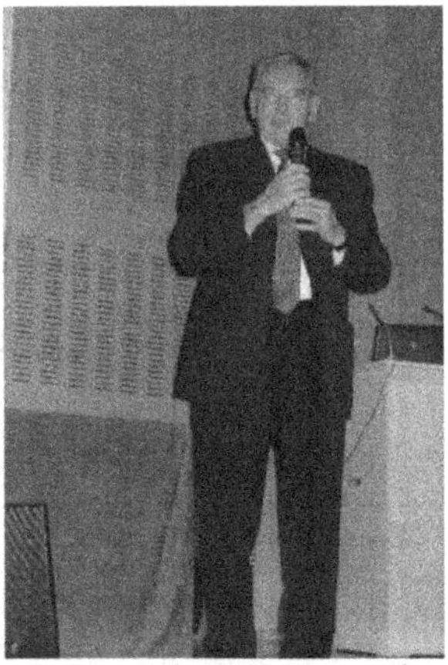

Pr Jean-Michel Dubernard[1].

[1] © Gil Dubernard, 2023.

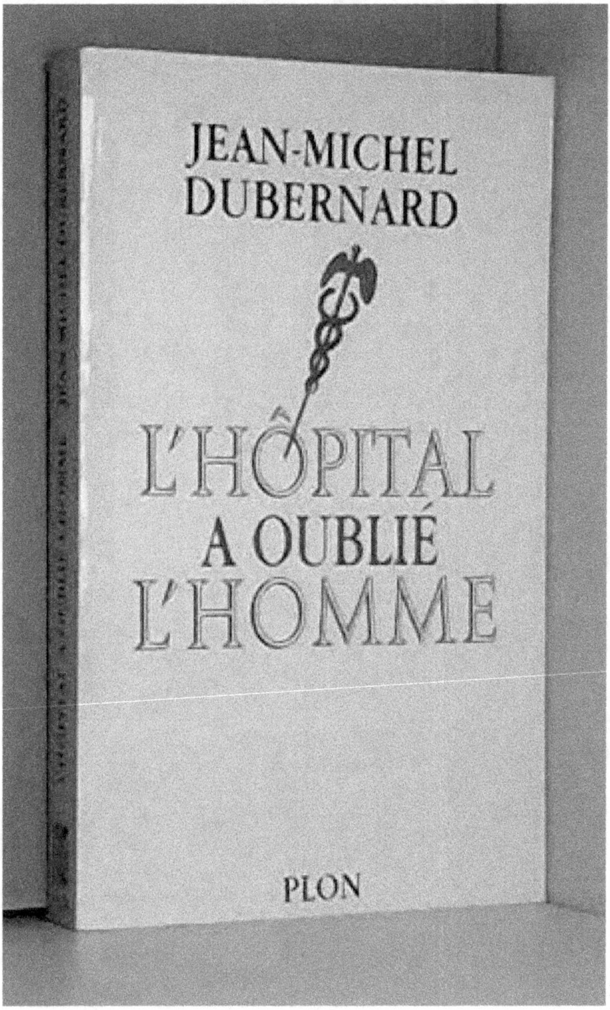

[1]

[1] © Xavier Riaud, 2023.

Le chef d'équipe – le « Patron »

C'est Jean-Michel Dubernard qui parle[1]. *« Je suis un passionné de rugby. Comme tout sport d'équipe, il joue sur la complémentarité de chacun de ses membres. Sa victoire se construit en conjuguant la force des uns et la vivacité des autres. Mais, à la différence de la plupart des sports d'équipe, le contact physique y joue un grand rôle : contact de combat avec l'adversaire dans les plaquages ou les mêlées fermées. Comme celles d'une équipe de rugby, la qualité et la force d'un service hospitalier de chirurgie dépendent de sa cohésion. Elles requièrent de conjuguer le contact physique en salle d'opération et le contact psychologique dans les visites ou la relation avec le malade. Cet esprit d'équipe, je l'ai rencontré la première fois aux États-Unis lorsque j'étais étudiant. Toute ma carrière a été déterminée par mon séjour au Peter Bent Brigham Hospital de la Harvard Medical School à Boston, dans l'équipe de Joseph E. Murray, prix Nobel de médecine en 1990 pour ses travaux sur la transplantation. Un aspect apparemment secondaire me marqua particulièrement : celui des relations entre les hommes. Le patron et les aides-soignants s'appelaient par leurs prénoms. Murray connaissait la famille de chacun et le prénom des enfants. Cette cordialité familière, loin de nuire à son autorité, semblait doper le service. (...) Je me suis inspiré, en développant mon service, de cette expérience américaine pour rompre avec la tradition individualiste des médecins, et tâcher d'associer l'ensemble des membres du service à un projet commun. Un service, composé de personnalités complexes et hétérogènes, est lourd à gérer. (...) L'hôpital est un monde et les médecins du service ne sont pas seuls au monde. Chacun doit garder à l'esprit que le service ne constitue pas une fin en soi. Que le but de tous nos efforts est le bien du malade ! Or, pour tisser ce milieu social, pour le recoudre lorsqu'il se déchire, pour l'aider à accéder à une meilleure conscience de lui-même, il faut batailler chaque jour. Assurer la cohésion d'un service de 167 personnes est un engagement quotidien qui demande la mobilisation de tous ses corps. Pour travailler bien, il faut travailler ensemble, sans cesse améliorer la*

[1] Dubernard Jean-Michel, *L'hôpital a oublié l'homme*, Plon (éd.), Paris, 1997, pp. 206-211.

communication sur nos choix, nos techniques médicales, l'évaluation des résultats, pour qu'ils soient pleinement profitables au malade[1]. *Rigueur, concertation, vigilance, remise en question, constance, persévérance, participation, stimulation intellectuelle et financière sont les huit commandements du service que je remets sur la table toutes les semaines avec les médecins, sous la forme d'une sorte de psy-show ; et avec un conseil de service tous les mois pour l'ensemble du personnel médical et paramédical. C'est un système que j'ai instauré dès 1979, bien avant que la loi de 1991 ne l'impose au minimum deux fois par an, seulement dans les services hospitaliers. (...) Dans tout service, il y a des conflits. Conflits de personnalité, d'intérêt, de pouvoir. Il n'est pas question de laisser s'alourdir les malentendus, s'aiguiser les rivalités. Je suis plutôt entier de caractère et je peux, sans forcer mon naturel, devenir carrément autoritaire. Je n'entends ni me métamorphoser en confesseur ni en conseiller matrimonial ni pratiquer une psychanalyse de bazar. Mais simplement faire cohabiter mes crocodiles dans le marigot du service et aider chacun d'eux à mieux s'exprimer, à mettre à plat les difficultés avant qu'elles ne butent sur le lit du patient. Tous les lundis, à 7h30, histoire d'engager la semaine du bon pied, les médecins du service se réunissent donc avec ou sans ordre du jour. Les sujets abordés sont très variables, depuis la notation des « externes », la préparation des congrès, l'analyse des travaux cliniques ou de recherche, la discussion des nouveaux protocoles de recherche clinique, l'accueil de visiteurs étrangers, jusqu'aux difficultés rencontrées avec l'administration de l'Université ou de l'hôpital. Je me suis vite rendu compte de l'intérêt de cette réunion pour mieux souder l'équipe. Ce psy-show permet de réduire les tensions à l'intérieur du groupe, de discuter clair – le fameux parler-vrai – sur des « anomalies » ou dysfonctionnements qui entraînent des conflits. Pourquoi tel malade n'est pas inclus dans tel protocole ? Pourquoi tel médecin a piqué le malade de tel autre ? (...) Un ensemble de Pourquoi et de Comment qui doivent être explicités sous peine d'alourdir dangereusement*

[1] Dubernard Jean-Michel, *L'hôpital a oublié l'homme*, Plon (éd.), Paris, 1997, pp. 206-211.

l'atmosphère[1]*. Si la crise est vraiment grave, c'est autour d'une bonne table pour un « dîner exceptionnel » que nous essayons de régler nos différends en apaisant nos appétits. Quant à nos réunions dites « conseil de famille », qui regroupent l'ensemble du personnel via ses représentants, il arrive qu'elles réunissent 60 à 70 personnes. Représentants ou pas, nous acceptons tout le monde. Ce souci de transparence et d'élaboration en commun de notre mission de service public oblige chacun de ses membres à adopter une ligne claire et responsable, évitant les décisions arbitraires et les favoritismes qui nourrissent les aigreurs de ceux qui n'en profitent pas. Ces réunions du conseil de famille nous ont permis d'aborder bien des problèmes graves... et de surmonter d'innombrables petits drames. (...) À plusieurs reprises, nous n'avons pas hésité à nous soumettre à un audit pour améliorer nos performances quand nous sentions que le système faiblissait – avant même que la loi de 1996 n'impose aux hôpitaux évaluation et accréditation. Il faut sans cesse concevoir de nouveaux projets et fixer de nouveaux objectifs pour remobiliser l'ensemble de l'équipe. Et leur attribuer des noms guerriers comme « L'année conquérante » ! Le service est doté d'une forte personnalité. Ce trait tient à son histoire et à sa culture. (...) En règle générale, portées par une notoriété croissante, l'adhésion, la fierté et la loyauté des membres du service sont une constante et créent un bon climat relationnel*[2]*. C'est probablement ce qui explique que les infirmières, par exemple, restent beaucoup plus longtemps chez nous que dans les autres services. Et que l'absentéisme y soit plus faible. Malheureusement, au sein du groupe, je suis perçu comme la figure du père absent. À l'hôpital quatre jours par semaine, je suis davantage absorbé par la charge administrative qui m'est imposée que par la partie clinique. (...) Pourtant, passant par-dessus les pesanteurs de l'administration hospitalière, c'est encore à l'Assemblée que je défends le mieux l'hôpital et les malades que nous gouvernons. Chacun peut assister aux présentations de ce qui se fait de nouveau dans le service. Mais, au-delà de l'amélioration structurelle des comportements,*

[1] Dubernard Jean-Michel, *L'hôpital a oublié l'homme*, Plon (éd.), Paris, 1997, pp. 206-211.
[2] Dubernard Jean-Michel, *L'hôpital a oublié l'homme*, Plon (éd.), Paris, 1997, pp. 206-211.

l'échange entre tous les membres du personnel permet à chacun d'apporter sa pierre au fonctionnement interne du service. L'assistante sociale organise pour les soignants, avec le consul d'Italie, des cours d'italien gratuits, qui nous permettent de mieux communiquer avec nos patients italiens. Un agent de service apporte sa réflexion sur la réorganisation des salles d'opération qui nous fait économiser 1 million de francs. Les secrétaires suggèrent de réformer la signalétique et les pictogrammes ; assommées par les plaintes répétées et justifiées des patients, elles engagent la réorganisation du système de rendez-vous. Nous atteignons hélas les limites de la bonne volonté quand elle n'est pas encouragée par un minimum de motivations financières[1]. »

---

[1] Dubernard Jean-Michel, *L'hôpital a oublié l'homme*, Plon (éd.), Paris, 1997, pp. 206-211.

Jean-Michel Dubernard et la recherche

Jean-Michel Dubernard dépendait de l'Unité 280 de l'INSERM. C'est ici de nouveau Jean-Michel Dubernard qui parle[1]. « *Le goût de la recherche est la vraie raison qui a motivé mon choix quand je me suis engagé dans le secteur public, même si ce choix était synonyme de sacrifices financiers. (...) La recherche peut apporter la renommée, mais ne garantit pas la fortune. (...) Je confesse volontiers que je ne suis pas insensible aux quelques satisfactions que procure la notoriété. Mais, le temps passant, leur répétition les émousse. Par un mélange de timidité et de méfiance, je n'ai jamais exploité les filons médiatiques que m'ouvraient la transplantation et la microchirurgie. (...) Je n'ai pas le cuir tanné pour encaisser les coups bas que la célébrité dispense sans retenue. (...) La véritable rétribution de la médecine hospitalo-universitaire n'est ni l'argent ni la reconnaissance publique.*

Je me suis lancé très jeune dans la recherche. J'avais 24 ans lorsque, jeune interne à Boston, un protocole m'a permis de démontrer le rôle des anticorps dans le rejet des greffes. (...) On reconnaît le chercheur de base à ce qu'il sent le chenil. Il m'a fallu dix ans, des centaines de rats et des dizaines de chiens, pour mettre au point la technique de la greffe pancréatique chez les sujets diabétiques, dont j'ai réalisé la première en 1976. Dix ans pendant lesquels cette odeur de ménagerie m'a collé à la chemise. Ne crions pas au loup quand il s'agit de se faire la main sur les animaux. La recherche ne peut se passer d'eux. Leur sacrifice n'est jamais vain et tous ne meurent pas. Certains finissent même tranquillement leur vie chez l'un ou l'autre d'entre nous... Une laborantine a adopté il y a plusieurs années un rat blanc parfaitement domestiqué qui a conquis le cœur de toute la famille. L'animal est l'avenir de l'homme. Nous sommes entrés dans l'ère des xénogreffes. Les greffes les plus réussies dans ce domaine n'ont jamais excédé quelques mois : neuf mois pour un rein de chimpanzé greffé sur un homme en 1964 à La Nouvelle-Orléans ; trois semaines pour la greffe d'un cœur de babouin sur un nouveau-né en 1986 ; deux mois en 1992 dans le cas de la transplantation d'un foie de chimpanzé

---

[1] Dubernard Jean-Michel, *L'hôpital a oublié l'homme*, Plon (éd.), Paris, 1997, pp. 177-187.

sur un humain. La cause de ces échecs répétés est simple : le rejet entre espèces différentes est beaucoup plus aigu, et donc plus difficile à traiter que celui des allogreffes. D'où l'idée récente d'inverser les rôles. Au lieu d'abêtir l'homme, on humanise l'animal[1]. *On savait que l'homme pouvait faire la bête, aujourd'hui des Centaures d'un nouveau genre sont en train d'émerger. C'est au porc que revient l'honneur d'abriter quelques gènes humains pour le rendre compatible. (...) Il existe déjà, dans plusieurs laboratoires, des lignées de porcs présentant quelques caractéristiques humaines, au moins sur le plan biologique. Forte de ces premiers signes encourageants, une première greffe de cœur sera tentée courant 1997 ou 1998 à Oxford. (...) Devant la pénurie d'organes et une demande en constante progression, l'interchangeabilité entre espèces prend une valeur considérable. Peut-être les patients hospitalisés verront-ils des porcelets égarés prendre l'air dans les couloirs de l'hôpital ? (...) Quelle ne fut pas la surprise d'un gardien en me voyant courser sur une terrasse un babouin en pleine forme et ivre de liberté ! (...)*
Personnellement, j'ai tenu à ce que le laboratoire soit à portée de main des salles d'opération pour les hommes. Ce n'est pas une cohabitation inutile. Dès qu'un problème se pose avec un malade, nous essayons de résoudre en direct en reproduisant simultanément le cas clinique sur un animal. Quand nous réalisions les premières greffes de pancréas, il suffisait de monter et de descendre les escaliers avec l'éprouvette pour tester des dosages encore incertains. L'expérimentation animale, aussi indispensable soit-elle, ne nous interdit pas, bien au contraire, de respecter un certain nombre de principes. Opérer, sacrifier tout être vivant n'est pas facile lorsqu'on respecte la vie. Ce respect, lorsqu'il s'agit de singes, m'inhibe jusqu'à une sorte de paralysie. (...) Nous avons des devoirs envers ces animaux pris au piège de l'expérimentation médicale. Grâce à eux, chaque jour des milliers de vies sont sauvées. Dans le service, nous avons établi une charte morale interne sur les animaux de laboratoire, qui stipule de ne pas les faire souffrir ou mourir inutilement, de ne pas alimenter certains trafics, etc. La présidente de la SPA lyonnaise, inquiète de nos pratiques, a

[1] Dubernard Jean-Michel, *L'hôpital a oublié l'homme*, Plon (éd.), Paris, 1997, pp. 177-187.

visité notre laboratoire et peut maintenant en témoigner[1]. *Un patient volontaire soumis à des essais cliniques est mieux protégé par la loi qu'une centrale nucléaire. (...) Il y a toujours un moment où il faut se jeter à l'eau, tester de nouvelles techniques ou de nouveaux outils. Dernière chance pour le malade, opportunité pour le médecin. Il suffit parfois de quelques heures pour que l'aboutissement d'années de recherches se solde par un succès ou un échec. J'ai effectué en 1988 la première greffe mondiale des glandes surrénales, parce qu'un médecin souffrait d'un cancer du rein bilatéral avec métastases au niveau des deux surrénales. Quand j'ai évoqué l'éventualité d'une double greffe rein-surrénale, il a sauté sur l'occasion malgré ma réserve. Il a eu raison. Sa greffe a tenu jusqu'à sa mort des années plus tard. C'est un euphémisme de dire que la recherche est un échange de bons précédés entre patients et médecins. Un malade n'entre pas de force dans un protocole ni en l'ignorant. On propose, il dispose. (...) Pour éviter les mauvaises surprises et les procès, quand le patient donne son accord par écrit, il est informé de A jusqu'à Z de la nature de son traitement et de sa surveillance pendant dix ans ! Mais aussi de ses éventuelles conséquences et effets indésirables. Dans le service d'urologie, la recherche clinique tient une place prépondérante. Observations des effets de la transplantation pancréatique sur les troubles nerveux, oculaires et sexuels. Études de nouvelles molécules immunosuppressives pour traiter le rejet rénal et pancréatique. Nouveaux liquides de perfusion pour améliorer la durée de conservation des organes. Essais systématiques de tous les nouveaux traitements pour les cancers de rein, vessie, prostate, testicule... Un étage entier dévolu à l'évaluation des nouvelles technologies médicales : thermothérapie, cryothérapie, ultrasons, micro-ondes... En collaboration avec l'INSERM, nous avons développé l'ablatherm, une machine qui génère des bulles de chaleur destinées à détruire les tumeurs malignes localisées, qui donne des résultats très intéressants. Le chercheur (...) s'installe à l'hôpital à portée d'homme. Le malade s'y retrouve.*

---

[1] Dubernard Jean-Michel, *L'hôpital a oublié l'homme*, Plon (éd.), Paris, 1997, pp. 177-187.

Il s'appelait Alfredo Fresi[1] *... Il fut le premier greffé du pancréas en Europe. (...) En octobre 1976, mes expériences de transplantation du pancréas chez l'animal marchaient suffisamment bien pour être appliquées à l'homme. C'est alors qu'Alfredo Fresi vint consulter le chef de service de néphrologie voisin. C'était un malade des environs de Milan, diabétique et insuffisant rénal ; il attendait le miracle d'une éventuelle greffe de rein. Grabataire, il ne quittait plus son lit à cause de complications secondaires dues au diabète. Amputé de plusieurs orteils, le système nerveux atteint, presque aveugle, il restait lucide et conservait le fol espoir de s'en sortir. Nous lui avons expliqué que la greffe de rein n'était pas envisageable à cause de la gravité de son diabète. Averti de nos travaux en cours sur la greffe de pancréas, il s'est porté candidat pour une double greffe pancréas-rein. Malgré nos réserves, il n'avait plus rien à perdre et avait décidé de tenter sa chance. Il nous faisait confiance. Avec son accord, nous avons prévu d'effectuer dans un premier temps la transplantation du pancréas pour guérir son diabète. Puis, en cas de succès, celle de la greffe du rein. C'était l'occasion pour Alfredo de retrouver un semblant de vie normale et pour moi de voir aboutir des années de recherche. Ce saut dans l'inconnu ne relève pas de décisions ordinaires. Quand un donneur compatible se présente, imagine-t-on l'état d'esprit du chirurgien ? Bonaparte disait : « On avance et puis on voit. »*
Avant l'intervention, je me suis enfermé seul dans une salle de consultation. Allongé sur une table d'examen, je me suis détendu physiquement, tout en me concentrant. J'ai répété mentalement tous les temps de l'opération du donneur et de celle du receveur. Quand on me prévint qu'enfin tout était prêt, j'étais comme un boxeur prêt à monter sur le ring. L'opération a duré huit heures et s'est très bien passée. Six heures après la mise en place du greffon, la glycémie est redevenue normale et le sucre a disparu de l'urine. Trois mois, plus tard, nous lui avons greffé le rein promis, avec succès[2]. *»*

---

[1] Dubernard Jean-Michel, *L'hôpital a oublié l'homme*, Plon (éd.), Paris, 1997, pp. 177-187.
[2] Dubernard Jean-Michel, *L'hôpital a oublié l'homme*, Plon (éd.), Paris, 1997, pp. 177-187.

L'homme politique

En 1981, un cataclysme survient dans la vie de tous les gaullistes français. De Gaulle s'est peut-être retourné dans sa tombe. Pour la première fois sous la Ve République, le peuple français a voté pour d'autres idées que les siennes.

Un socialiste entre à l'Élysée. Si des vocations à droite existaient déjà, elles se sont indubitablement renforcées ce jour-là. Ainsi, Jean-Michel Dubernard était déjà entré au RPR (anciennement le Rassemblement pour la République (1976-2002), un parti de droite se réclamant du gaullisme) en 1978. Il était convaincu également de tout le bien qu'il pouvait apporter à ses malades en s'impliquant dans une action plus politique et législative. En 1981, Dubernard se rapproche aussi considérablement de Jacques Chirac, alors candidat à l'élection présidentielle et maire de Paris (1977-1995). Il dit de lui : *« C'est un dur qui a une sacrée hauteur de vue »*.

Le Dr Charles Mérieux dirige BioMérieux, un institut de diagnostic in vitro. C'est aussi quelqu'un avec qui Dubernard collabore étroitement. Mérieux dirige cette année-là le comité de soutien à l'élection présidentielle de Jacques Chirac. Il réussit à convaincre Dubernard de prendre la vice-présidence de ce comité. En 1975, le petit-fils de Charles est enlevé. Il a 9 ans. Jacques Chirac autorise la famille Mérieux à payer la rançon qui s'élève à 20 millions de francs. Jean-Michel Dubernard se prend de sympathie pour le politique. Il le retrouve le 7 mars 1987 à l'hôpital Edouard-Herriot lorsque celui-ci alors Premier ministre de cohabitation s'y déplace. Il visite le service de Jean-Louis Touraine où une trentaine de sidéens sont en cours de traitement. Il visite également le service d'urologie et de transplantation de Dubernard. Lorsque le futur président de la République en sort, il pleure. Cet émoi séduit notre chirurgien.

Revenons sur les faits d'armes politiques. En 1983, il fait son entrée au conseil municipal de Lyon. Il est adjoint responsable de l'Université et de la Recherche. Le maire est Francisque Collomb, un UDF (Union pour la démocratie française (1978-2007)). C'est avec lui, en tant qu'adjoint, qu'ils remettront la médaille de la ville de Lyon au Pr Owen, le pionnier de la microchirurgie.

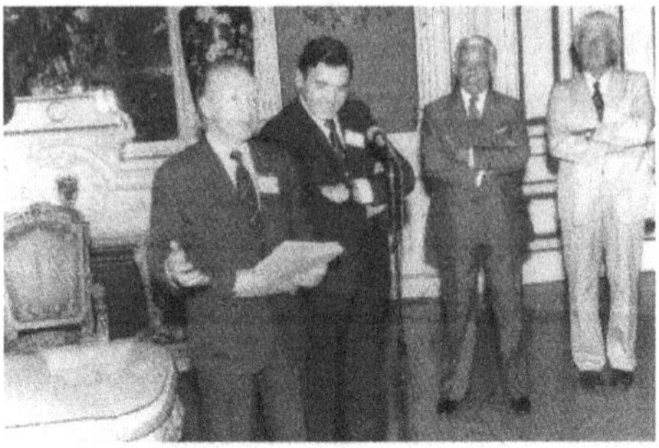

Remise de la médaille de la ville de Lyon au Pr Earl Owen[1].
Discours lors de la réception à l'Hôtel de Ville de Lyon,
en présence du maire Francisque Collomb.

La Manufacture des Tabacs est rachetée sur ses conseils par la communauté urbaine présidée par Michel Noir. Ce site deviendra université. *« C'est lui qui avait poussé Michel Noir, lorsqu'il présidait la communauté urbaine, à racheter la Manufacture des Tabacs, pour la transformer en site universitaire. »*

Gérard Collomb, ancien maire de Lyon (2001-2017)
et ancien ministre de l'Intérieur (2017-2018)[2].

En 1989, ce dernier est élu maire de Lyon. Dubernard devient adjoint chargé des Affaires scolaires et sociales. Jean-Michel Dubernard sera adjoint au maire de mars 1983 à mars 2007 (RPR, puis UMP (Union pour la majorité présidentielle (2002-2015))[3]. Son travail est considérable. Il participe à la construction du musée Tony-Garnier, l'architecte fondateur de l'hôpital Edouard-Herriot, il met en place le programme des Enfants de la Cité qui a pour objectif la rénovation des écoles, il favorise l'accueil des étudiants étrangers et met en place un prix pour les jeunes chercheurs innovants. Dubernard se rêve en maire de Lyon. 1995, puis 2001 seront deux désillusions. La première fois, la consigne venue d'en haut désigne Raymond Barre comme futur maire. Dubernard doit s'incliner. La seconde fois, il doit se rallier à Michel Mercier selon

---

[1] © Gil Dubernard, 2023.

[2] Badet Lionel, Morelon Emmanuel & Martin Xavier, « Jean-Michel Dubernard, pionnier de la Médecine », in *Lyon capitale*, 2021 ; 15 : 1-36.

[3] Badet Lionel, Morelon Emmanuel & Martin Xavier, « Jean-Michel Dubernard, pionnier de la Médecine », in *Lyon capitale*, 2021 ; 15 : 1-36.

une autre consigne venue d'en haut. C'est un échec et la mairie de Lyon passe à gauche.
En 1986, Dubernard est élu député dans la 3e circonscription du Rhône. Il est réélu en 1991 lors d'élections législatives partielles. Avec Noir et Barzach, Dubernard a claqué la porte du RPR en 1989 les amenant à démissionner de leur mandat de député. En 1993, en 1997, puis en 2002, il est réélu. Il est battu en 2007 par son collègue Jean-Louis Touraine du Parti socialiste. Touraine est chef de service à l'hôpital Edouard-Herriot. Les deux hommes se connaissent bien et se respectent. Leur combat politique sera âpre[1].
Malgré sa démission du RPR en 1989 avec d'autres, autrement appelé l'épisode des « douze salopards », Jean-Michel Dubernard demeure en amitié avec Jacques Chirac. En 2002, il confie à notre chirurgien la charge de président de la commission des affaires sociales de l'Assemblée nationale. C'est *« la plus belle, car la plus humaine, car l'homme est au centre de ses travaux. »*
Il reste à ce poste jusqu'en 2007. Bernard Accoyer, son ami, affirme : *« Il aura une influence majeure dans la loi de bioéthique de 2004, dans la loi sur le handicap de 2005, un texte fondateur pour l'évolution du handicap en France, ainsi que sur la réforme des retraites de 2003, la loi santé 2004 dont il a été rapporteur. »*
Il a contribué aussi de façon significative à l'élaboration de la Haute Autorité de Santé (HAS) (loi du 13 août 2004), véritable réforme du système sanitaire français. De 2008 à 2014, Dubernard préside la commission d'évaluation des dispositifs médicaux de la HAS et l'Office parlementaire d'évaluation des politiques de santé (2003-2099 ; Dubernard la préside en 2005 selon les rapports du Sénat). Il est reconduit au sein du collège de la Haute Autorité de Santé en 2014 pour un mandat de six ans (annonce parue au J. O. du 19/01/2014).
Rappelez-vous ces mots de la préface du Pr Iradj Gandkbakhch du livre d'André-Julien Fabre (2018) : *« Un bon médecin consacre sa vie à aider les autres et l'engagement politique est, dans ce domaine, une voie parmi beaucoup. »*
Jean-Michel Dubernard se revendique un *« gaulliste social »*. Ce sont ses propres mots. Il refusera toujours tout compromis et toute

[1] Badet Lionel, Morelon Emmanuel & Martin Xavier, « Jean-Michel Dubernard, pionnier de la Médecine », in *Lyon capitale*, 2021 ; 15 : 1-36.

alliance avec le Front national, restant ainsi dans la logique et la mouvance chiraquienne[1].
Ses amis politiques, à sa demande, s'impliquent dans sa vie médicale[2]. Ainsi, c'est Jean-Louis Debré, alors président de l'Assemblée nationale (2002-2007), qui ouvre le 99e congrès de l'Association française d'urologie dont Jean-Michel Dubernard est le président en 2005. C'est aussi Bernard Accoyer, alors président de l'Assemblée nationale (2007-2012), qui lui remet l'insigne de chevalier de la Légion d'honneur en 2010. Pour l'occasion, il s'était entouré d'un petit comité composé de sa femme, de ses enfants, de ses trois plus proches amis et d'un patient greffé qu'il affectionnait particulièrement. Cela représente un échantillon de ce qui comptait le plus dans sa vie : la famille, les copains, la médecine avec un patient et un confrère, et la politique. Il ne courrait pas après les récompenses. Alors que la Légion d'honneur lui avait été octroyée juste après sa défaite électorale aux législatives en 2007, il n'avait pas souhaité qu'elle lui soit remise à cette époque, estimant que cela n'était pas le moment opportun[3].

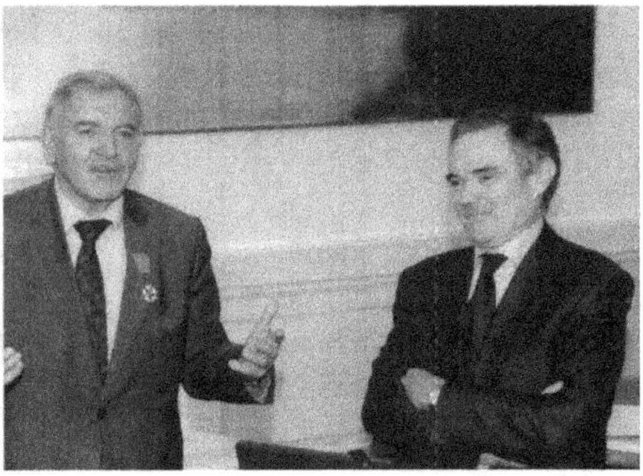

Discours de Jean-Michel Dubernard à l'hôtel de Lassay lors de sa remise de Légion d'honneur en 2010 par le Dr Bernard Accoyer, alors président de l'Assemblée nationale sous la Présidence de la République de Nicolas Sarkozy. Bernard était un ami de plus de 30 ans, collègue en médecine, co-interne, co-chef de clinique, collègues aussi sur les bancs de l'Assemblée nationale. Bernard est resté proche jusqu'à la fin de ses jours[4].

---

[1] Témoignage inédit de Mme Camille Frances-Dubernard recueilli par téléphone le jeudi 18/05/2023.
[2] Badet Lionel, Morelon Emmanuel & Martin Xavier, « Jean-Michel Dubernard, pionnier de la Médecine », in *Lyon capitale*, 2021 ; 15 : 1-36.
[3] Témoignage du Pr Gil Dubernard recueilli par téléphone le vendredi 19/05/2023.
[4] © Gil Dubernard, 2023.

Devise de campagne qui ponctuait tous ses discours, devise de rugbyman également[1] *« Allez, on fonce, on fonce, et on enfonce. »*

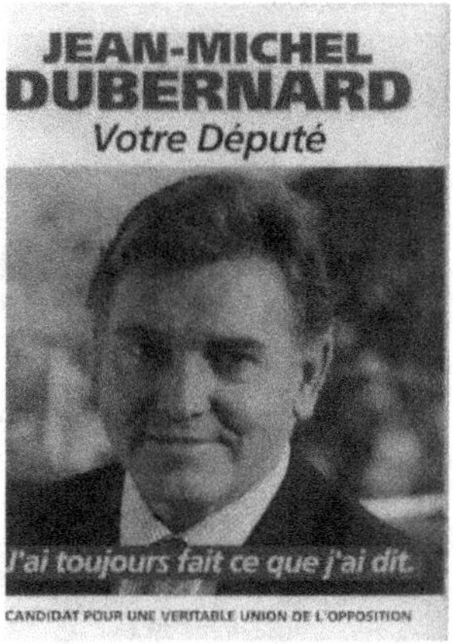
JEAN-MICHEL
DUBERNARD
Votre Député
J'ai toujours fait ce que j'ai dit.
CANDIDAT POUR UNE VERITABLE UNION DE L'OPPOSITION

Affiche de campagne électorale[2].

Dans un interview donné le 17 avril 2003 pour www.lyonpeople.com, « Les interrogatoires à KGB », Jean-Michel Dubernard répond aux questions posées par le journaliste. « Votre mandat de député mis à part, vos dernières aventures politiques se sont soldées par des échecs retentissants. *Vous voulez rire ! Je suis président de commission des affaires sociales. Vous connaissez ? Je suis numéro 7 de l'Assemblée nationale. »* « Quelle est exactement votre fonction à la tête de cette commission ?
Premièrement, on traite 60 % des projets de loi. Parce qu'on s'occupe de tout ce qui est social, culture et communication. En arrière-plan, ça veut dire, tout ce qui est éducation : primaire, collège, lycée, université et recherche. On traite tous ce qui est santé. Y compris les finances de la sécurité sociale, qui vous le savez comme moi sont une fois et demie supérieure au budget de l'État. Ensuite, on fait tout ce qui est famille et tout ce qui est social, c'est-à-dire qu'on n'arrête pas d'être sur le pont avec les membres de la commission qui sont 66. C'est une grosse commission. »

---

[1] Témoignage Laure Dagorne, sous la direction des Prs Martin, Badet & Morelon, *Recueil d'hommages*, autoédition, 2021.

[2] Badet Lionel, Morelon Emmanuel & Martin Xavier, *Recueil d'hommages*, autopublication, sans date.
Avec l'aimable autorisation du Pr Xavier Martin.

Un maire de Lyon et son adjoint

Par M. Michel Noir[1]

« Un immense bâtisseur et un formidable chef d'équipe ! »
C'est en ces termes que l'Académie de médecine lui a rendu hommage.
Je reprends volontiers ces qualificatifs pour rendre hommage à l'homme public qu'il a été durant vingt années, en complétant par cet ajout : *« un homme de cœur »*.
Certes, c'est au médecin qu'il faut d'abord rendre hommage, avant celui à l'homme politique.
Le grand poète américain Emerson nous dit : *« Ils n'ont pas commencé par leur rêve c'est pour cela qu'ils ont échoué »*. Max, lui, dès ses années passées à Boston, a rêvé de greffe et de transplantation en concevant et, mettant en œuvre des innovations inédites.
Je me souviens de l'invitation qu'il m'avait adressée, en ma qualité de vice-président de la Région, en 1981, à venir découvrir dans un laboratoire du CNRS la baignoire et le lithotriteur qu'il avait mis au point avec une équipe pour briser les calculs rénaux, et sa demande pressante d'une subvention de la région pour parfaire son invention.
Ou de ses démonstrations passionnées et rigoureuses sur la situation alarmante de l'hôpital public. À la présidence de la commission des affaires sociales de l'Assemblée nationale, il a bataillé et obtenu la création de la Haute Autorité de la Santé, dont il fut ensuite membre actif. Puis, à Lyon, il a été à mes côtés un acteur majeur de la transformation des Hospices Civils de Lyon.
En bon rugbyman qu'il avait été, il entrait en mêlée pour transformer chaque rêve en réalité.
Je le dis avec force, affection et reconnaissance, Max a été un formidable coéquipier dans son action publique au service des Lyonnais.
Au début des années 80, il n'a pas été difficile de le convaincre que l'engagement politique avait pour finalité de faire bouger les lignes et d'adapter en permanence nos structures et nos méthodes, et modes d'action. Candidat sur ma liste aux élections municipales de

---

[1] Ancien maire de Lyon (1989-1995) ; ancien ministre délégué au Commerce extérieur (1986-1988) ; ancien député (1988-1997).

Lyon en 1983, il commence le premier des trois mandats qu'il accomplira au service de Lyon. C'est une chance pour la gouvernance d'une ville que des médecins, hospitaliers pour la plupart, s'investissent dans la vie de la cité et contribuent à ce que les décisions municipales s'inscrivent toujours dans une vision humaniste.
En 1986, il accepte de figurer sur notre liste aux élections législatives dans un scrutin départemental à la proportionnelle et il est élu. Bourreau de travail, il organise ses deux vies de médecin et de parlementaire.
C'est ensuite la campagne municipale de 89. Et avec humour et séduction, il soutient et argumente nos priorités humanistes, sur le terrain, entrant dans les commerces où son sourire et sa gouaille sont efficaces, dans les bistrots où le rugbyman impressionne par son langage direct et imagé.
Lors de nos discussions en vue d'organiser le nouvel exécutif municipal, il souhaite prendre en charge l'Éducation dont nous avions fait notre priorité. Rien n'est plus important à ses yeux que la réussite scolaire pour ne pas continuer à fabriquer 15 % d'exclusion sociale, source de tous les dysfonctionnements dans la société. En qualité d'adjoint au maire, il mène au pas de charge notre programme d'action : rénovation de toutes les écoles, création de salles informatiques, création de BCD, de l'enseignement de l'anglais, d'apprentissage du jeu d'échecs pour développer les capacités cognitives de l'enfant, développement des disciplines artistiques avec la création d'annexes du Conservatoire de musique dans chacun des neuf arrondissements de Lyon. En bon scientifique qu'il était, il savait que le sensible est au moins aussi important que le rationnel pour l'éducation de l'enfant. En deux ans, il a rempli la totalité de nos engagements, y compris la mise en place de la semaine de quatre jours, laquelle recueillit l'assentiment des parents et de la grande majorité des instituteurs, institutrices, et directrices d'écoles, au grand dam des syndicats.
Les écoles primaires, mais également l'Université,
Nous pensions en effet que la ville se devait de maintenir la tradition séculaire de mise à disposition pour l'Université de vastes bâtiments. À l'instar du pôle universitaire du quai Claude Bernard voulu par Édouard Herriot.

En juillet 1989, après m'avoir emmené visiter la Manufacture des Tabacs que la SEITA fermait, il propose que la Communauté urbaine rachète le site pour mettre à disposition de l'Université, après rénovation, les 45 000 mètres carrés du bâtiment. Ceci m'oblige à rapporter un souvenir tellement symptomatique de la sclérose de certaines institutions à l'époque et de leurs difficultés à abandonner leurs réflexes corporatistes au profit de l'intérêt général. Nous demandons au recteur Niveau, en sa qualité de Chancelier des Universités de bien vouloir nous indiquer quelle serait l'affectation de ce futur bâtiment en fonction des besoins des trois Universités. Celui-ci consulte alors leurs présidents et, un mois plus tard, revient nous voir. La mine sombre, il nous déclare qu'il n'est pas parvenu à un accord entre les trois présidents et qu'à son grand regret, il voit mal comment accepter cette offre de la part de la ville. Max pique une de ses colères légendaires et, après réflexions, nous décidons de convier à déjeuner autour du recteur les trois présidents avec l'engagement que nous n'en sortirons pas avant d'avoir scellé un accord de répartition. Bref, une mêlée dans un excellent restaurant lyonnais, chez Daniel Abattu à la gare des Brotteaux, qui se termine à 17h15 avec le champagne du succès.
« Là où il y a une volonté, il y a un chemin », cette maxime du général de Gaulle est ce qui convient le mieux pour caractériser le tempérament de l'homme d'action qu'était Max, fils d'un médecin, authentique gaulliste, des décennies maire de sa commune.
Dans le domaine hospitalier lyonnais, son rôle a été actif et précurseur pour la conception du schéma tripolaire bouleversant la géographie des implantations. Au cours de plusieurs samedis entiers que nous avons passés avec la commission médicale des HCL - à qui il faut rendre hommage pour avoir rapidement adhéré à cette nécessité -, il est vite apparu que la fermeture de nombreux établissements rendrait possible la création de trois pôles d'excellence : Nord, Sud, et Est, ainsi que celle de l'hôpital Femme, Mère Enfant.
Là encore, il fallait transgresser l'ordre établi et les habitudes des « mandarins » qui bloquaient tout projet de fermeture.
Dans l'équipe, nous aimions sa capacité à projeter dans le futur l'action à initier, sa franchise - car il détestait les hypocrisies, monnaie courante des esprits faibles -, son langage direct et, plus

que tout, l’amitié qu’il donnait, sans parler de son appétit de rugbyman et de sa gouaille des troisièmes mi-temps.
L’enthousiasme et la vision du futur dans tout ce que l’on entreprend, voilà la plus belle leçon qu’il nous a laissée. Max a commencé par ses rêves, c’est pour cela qu’il a réussi la plus belle vie qui soit au profit d’autrui.
Merci de tout cœur !

Le mari, le père, le frère, l'ami
Par le Dr Xavier Riaud

J'ai recueilli les témoignages de Carole, de Gil, d'Estelle, les enfants de Jean-Michel Dubernard, de Mme Frances-Dubernard, sa seconde épouse, de son frère Pierre et de son meilleur ami Bruno Gignoux par téléphone. Je souhaitais un angle plus personnel, plus familial. Ils seront restitués sans ordre précis et comme ils m'ont été livrés.

- Carole, son aînée[1].

« Ses parents, tous deux orphelins, ont réussi par eux-mêmes avec le seul travail comme argument. Ils n'hésitaient pas à dire les choses. Papa était plus rebelle. Grand-père était plus autoritaire. Encore très petit, il avait été envoyé à la campagne chez une cousine de grand-père en pensant qu'ainsi il serait à l'abri. Il s'est avéré que ladite cousine était très impliquée dans la Résistance française contre les nazis. Son séjour à la campagne ne fut donc pas de tout repos. Papa avait beaucoup de respect, d'amour et d'admiration pour son père.

Grand-père venait chercher ses petits-enfants tous les jours à l'école, les emmenait se promener sur les bords de la Saône et manger de la frangipane. L'esprit famille était primordial pour nos grands-parents. Ils prenaient toujours leurs petits-enfants en vacances.

Mon grand-père a fait deux AVC à la fin de sa vie. Le second lui a enlevé la parole, lui qui était si volubile. Malgré cela, les gens venaient les voir tous les jours. Ils avaient consacré leurs vies pour les autres. Ils étaient toujours tournés vers les autres. Il était médecin de campagne, il avait été maire de Charly, une commune proche de Lyon pendant, il avait reçu la Légion d'honneur. Il s'est éteint à 97 ans, le 3 avril 2011. Cela a bouleversé papa. Leur relation, virile, certes, était empreinte d'un amour indéfectible. Sa femme, ma grand-mère, était pharmacienne. Elle est décédée à 103 ans. Elle était le pilier de la famille. Papa a été très marqué par sa disparition. Elle est partie quatre ans avant lui. Puis, neuf mois avant lui, nous a quittés aussi maman. Il en a été également

---

[1] Témoignage inédit recueilli par téléphone le samedi 20/05/2023. Date de naissance : 26/11/1967.

bouleversé. Si le divorce fut un temps difficile, ils avaient tous les deux conservé de bons liens. Ils mangeaient ensemble de temps en temps. Ils se tenaient au courant l'un et l'autre des problèmes que pouvaient rencontrer leurs enfants. Tous les Noëls se passaient chez grand-mère. Papa et maman s'y retrouvaient, accompagnés tous deux par les personnes avec qui ils avaient refait leur vie.
Papa était très tendre, très câlin. Il m'enlaçait souvent. Il me téléphonait deux à trois fois par semaine le matin pour savoir comment allait tout le monde. Tous les étés, nous allions au congrès de transplantation en famille. Il était exigeant sur les résultats, il fallait avancer.
La première fois qu'il a été grand-père, il a été submergé par un bonheur inextinguible. Il est venu deux fois dans la même journée depuis Lyon jusqu'à Genève pour y voir son petit-fils à la maternité.
Je me suis fiancée très jeune. Le premier homme que je lui ai présenté est mon mari. Cela a été très dur au début. Il était très strict et très protecteur avec elle. Il l'a été un peu moins avec Gil et encore moins avec Estelle.
Au plus fort de son activité politique, il y avait des affiches politiques de papa partout, ses enfants devaient travailler plus dur et, hélas, étaient sollicités plus que les autres à l'école lors d'interrogations orales.
Il était un grand-père très affectueux. Il n'arrêtait pas de dire à mes enfants : « Accomplissez vos rêves ! » À nous, il n'avait de cesse de me répéter : « Ne donnez pas trop d'activité à vos enfants pour qu'ils s'ennuient et qu'ils aient des rêves ! »
Papa n'était pas raciste. Il n'avait qu'une consigne formelle : « Épouse quelqu'un d'intelligent ! »
Il a transmis son ambition et sa ténacité à ses enfants et ses petits-enfants. Avec ces derniers, il construisait des cabanes, des radeaux en bois et partait sur la rivière avec eux. L'astronomie également était une discussion qui revenait souvent à table. Dans les couloirs de leur appartement très grand, il faisait des mêlées avec les enfants, pleines d'affection et de tendresse.
Il était un visionnaire qui affirmait ses positions.
Il aimait beaucoup Denis Chatelier. En 2005, lorsqu'il greffe le visage à Isabelle Dinoire, papa me dit : « Je t'ai fait un des plus beaux cadeaux d'anniversaire ! » « Cela aurait pu être toi. » »

« Son fils a été amené à faire un travail pour la matu suisse, l'équivalent du baccalauréat en France. Il était passionné par le cœur et voulait faire médecine. Il a passé des heures et des heures avec son grand-père qui lui a expliqué la greffe de cœur et qui lui a fait rencontrer le premier greffé du cœur à Lyon. Il existe une photo de ce moment. Ils se sont rencontrés un après-midi tous les trois. Papa a pris tout le temps nécessaire pour aider son petit-fils à rédiger son mémoire. »

- Mme Camille Frances-Dubernard, sa seconde épouse[1].

« Son ex-femme était psychiatre. S'il l'aimait, leur relation s'est avérée complexe. D'elle, il a eu trois enfants Carole, Gil et Estelle. Carole vit en Suisse et a eu deux garçons. Elle est directrice générale d'une PME et son mari est conseiller financier indépendant. Gil vit à Lyon, s'est marié à une médecin-ophtalmologiste et a eu quatre enfants, trois filles et un fils. Il est professeur en gynécologie. Estelle, quant à elle, a eu trois enfants.
Ils se sont rencontrés dans les années 1990. Jean-Michel est revenu vivre avec sa première femme deux mois après l'avoir quittée une première fois. Il n'aimait pas rester seul. Quand il est parti vivre avec moi, nous ne nous sommes plus quittés. Il avait un sang-froid remarquable. Il était parfois soupe au lait. Il est parti en Chine en tant que président de la commission des affaires sociales avec Panafieu. Il s'était mis en colère à l'aéroport parce qu'il avait dû se déshabiller, enlever ses chaussures et sa ceinture pour passer les portiques. Les Chinois n'avaient pas compris son énervement. Panafieu, diplomate, était intervenue et avait justifié cet énervement. Tout était rentré en ordre ensuite.
Il avait une grande empathie pour les autres. Il pouvait prendre le métro, s'asseoir à côté de quelqu'un et discutait avec les gens. Il blaguait même avec eux. Il a aidé une réceptionniste à faire ses études, l'a encouragé à faire Sciences politiques. Il était entier, il disait ce qu'il pensait. Gaulliste social, il refusait toute alliance avec le Front national. D'Alexis Carrel, il appréciait l'œuvre médico-chirurgicale qui prévalait sur tout selon Jean-Michel.

[1] Témoignage inédit recueilli par téléphone le jeudi 18/05/2023.
Date de naissance : 23/05/1950.

Il était facile à vivre au quotidien. Il était un mari parfait. Il était un grand-père adorable. Il s'occupait de ses petits-enfants. Il a été très proche des enfants de Carole et de ceux de Gil qu'il voyait très régulièrement, Estelle ayant longtemps vécu à Houston aux USA. Il emmenait ses petits-enfants au Club Med régulièrement. Nous y étions allés à trois reprises (deux fois en Grèce, une fois en Turquie). C'est lors du trajet aller vers le Club Med en Turquie qu'il est mort à l'aéroport.
Au début de notre relation, notre vie fut chaotique. Il vivait à Lyon et moi, à Paris. Cette distance nous a renforcés. À partir de 2006, il viendra s'installer à Paris. Cela n'a pas été difficile. Nous avions tellement de choses en commun.
J'étais interniste dermatologue dans le service du Pr Pierre Godeau, chef de service en médecine interne à la Pitié. C'est lui qui a rendu possible ma carrière. J'ai été la première interne parisienne à faire un stage inter-CHU à Lyon. J'ai été reçue comme une reine là-bas. Ce sont les patrons lyonnais qui rendront possible mon accession au titre de professeur. Pendant les six mois de mon stage à Lyon, je n'ai jamais croisé Jean-Michel. J'étais au Pavillon R de l'hôpital Edouard-Herriot et Jean-Michel, au Pavillon V, où il était déjà chef de service.
En 1994, la Société francophone de transplantation organise son congrès annuel à Ajaccio. Marc-Olivier Bitker est le président du congrès. Il demande au Pr Thivolet, mon patron en dermatologie, de mettre en place spécifiquement pour ce congrès, une séance peau et transplantation. Je suis l'invitée d'honneur. Je suis donc obligée de me rendre au repas de gala. Le hasard a voulu que Max soit placé à côté de moi. Nous sommes rentrés à Paris ensemble ce soir-là et nous ne nous sommes plus quittés. »

- Gil, son fils[1].

« Ma mère avait été alitée toute sa grossesse pour une menace d'accouchement prématuré. Alors qu'elle était en début de travail au 8e mois de grossesse, il est descendu prendre un café. Et le temps de faire l'aller-retour, elle avait accouché. J'étais prématuré et

---

[1] Témoignage inédit recueilli par téléphone le vendredi 19/05/2023.
Date de naissance : 21 juin 1970.

pesais 2 200 g. C'était un 2e accouchement, cela devait aller très vite, mais la patience de Max avait des limites ! »
Papa ne m'a jamais mis de pression. Son meilleur conseil a été le suivant : « Fais ton internat à Paris, pas à Lyon et ne choisis pas la même spécialité que moi. » À Paris, il était moins connu, j'y ai été assez anonyme. Il ajoutait : « J'ai trop souffert des fils de patrons. » Il disait cela en pensant à un poste qui lui avait été soufflé à l'Antiquaille par l'un d'entre eux justement. J'ai suivi ce précieux conseil en devenant interne de Paris, puis chef de clinique à l'hôpital Tenon dans le service du Pr Serge Uzan. Il en était très fier. Nous étions très proches, comme des copains. On s'appelait quasiment tous les jours. Il me conseillait beaucoup et je le sollicitais régulièrement sans trop le dire pour des avis urologiques. C'est également le moment où il était président de la Commission des affaires sociales à l'Assemblée nationale. Il y passait ses jours et ses nuits et nous habitions dans le VIIe à quelques centaines de mètres. Il nous rendait régulièrement visite, souvent à l'improviste pour profiter de moments en famille avec ses quatre petits-enfants. Mes deux dernières sont des jumelles monozygotes. « Ses deux libellules ! » Lui qui était passionné par les gênes et leur transmission, c'était extraordinaire.
Après 10 ans passés à Paris et forts d'un bagage universitaire solide, nous sommes revenus à Lyon en 2007. Il venait presque tous les dimanches soir dîner à la maison. À cette époque, il occupait un poste à la HAS. Il avait accès à toutes les ressources bibliographiques et était curieux de tout. Bien souvent, il arrivait avec les dernières bibliographies en gynécologie ou en ophtalmologie (ma femme est ophtalmologiste). Cela nous permettait d'être toujours à la pointe ! Il répétait souvent : « C'est fou, il y a beaucoup moins d'ophtalmologie que de gynécologie ! ».
Ce n'est pas chose aisée que de se faire un prénom avec un tel nom. J'ai été nommé professeur en 2010, puis chef du service de la Maternité de la Croix-Rousse en 2016, fleuron de l'obstétrique lyonnaise depuis des générations. Mon orientation vers la prise en charge de l'endométriose et le premier traitement mondial de l'endométriose rectale à l'aide du FocalOne® en 2018, produit par la société EDAP-TMS, société qu'il avait lui-même contribué à créer, lui faisait revivre des moments exaltants de sa carrière. Je crois pouvoir le dire même s'il ne le disait pas trop qu'il était fier

de ma carrière. La notoriété de mon père ne m'a pas fait d'ombre et m'a plutôt donné confiance en moi. Ma réussite actuelle vient beaucoup de cela et de l'absence de rivalité entre nous.
Il était fier de sa proximité avec la Résistance française. La richesse humaine le passionnait et l'intelligence était ce qui comptait le plus pour lui. Son approche humaine était simple et très empathique.
Il était un touche-à-tout merveilleux. Il s'était créé bon nombre d'inimitiés, surtout dans le monde politique, car, dans le monde médical, il n'était pas contesté. Il était d'ailleurs un gaulliste social.
Cette anecdote m'a marqué : « On est en 1998, la moitié du financement de la greffe était fourni par la CPAM dans le cadre d'un PHRC (protocole hospitalier de recherche clinique). Le premier greffé, venant de Nouvelle-Zélande, devait apporter l'autre moitié du financement. Alors que tout le protocole était prêt, le patient arrive sans le financement. Il sollicite alors la famille Mérieux avec laquelle il avait des liens très proches depuis qu'il avait été co-interne avec Alain. Il retrouve Charles Mérieux et son petit-fils à l'hôtel de Crillon à Paris. Après 30 minutes de discussion, papa obtient le complément du financement du solde manquant. Il est 21h30. Il appelle aussitôt son équipe afin qu'elle prépare le bloc et se tienne prête à opérer. Nous sommes à Paris. L'intervention se déroule à Lyon au petit matin. Il prend un taxi qui lui confirme qu'à cette heure-ci, il n'y a plus de train pour Lyon. Papa lui répond : « Je sais, vous me conduisez à Lyon directement au Pavillon V de l'hôpital Édouard Herriot. » Il est arrivé à l'heure pour opérer le lendemain. » Ce témoignage montre bien son caractère. Il était sans limites et rien ne pouvait l'arrêter.
« Cette intervention réussie a connu un raz-de-marée médiatique mondial. Estelle, ma sœur, est à Houston, aux USA. Elle travaille dans le milieu informatique. Le lendemain, on lui demande si Dubernard est son père.
Papa nous a aimés profondément tous les trois de la même façon. »

- Estelle, sa seconde fille[1].

« Je venais juste de m'installer à Houston. Le lendemain de sa greffe, en 1998, tous les grands médias US m'ont appelé. Je n'étais

---

[1] Témoignage inédit recueilli par téléphone le vendredi 26/05/2023. Date de naissance : 02/02/1975.

pas au courant. Cela a été une grande surprise. Mon père m'a rejoint juste après pour fêter cela avec moi. Bien sûr, il a été interviewé aussitôt. Il n'avait pas froid aux yeux, mais avait l'humilité de reconnaître ses échecs. Il voulait faire progresser la science et servait les autres avant lui. Cela a été son seul but.
Jusque-là, il avait déjà eu une belle carrière. Alors, pourquoi ne pas s'arrêter là ? Il lui fallait avancer coûte que coûte. C'était un rugbyman qui ne concevait pas de jouer en reculant. Il a été un exemple extraordinaire pour ses trois enfants pour ce qui est du travail. Il était tenace et acharné. Nous sommes tous les trois des bosseurs. Chacun de nous trois a réussi. Il n'était pas un bulldozer, ce terme implique d'écraser les autres. C'était inconcevable pour lui.
Il était heureux quand il a appris que je partais aux États-Unis faire mes études. Les Américains sont rigoureux, modernes. Ils ne ménagent pas leurs budgets pour la recherche, valorisent leurs chercheurs qui sont logiquement mis en valeur. De plus, mon père était le seul interne qui parlait anglais et cela lui a été très utile par la suite. Je suis rentrée en France en novembre 2001. Papa est venu plusieurs fois me voir aux USA, mais il était difficile de communiquer dans les intervalles.
Notre relation était fusionnelle. Jamais un mot plus haut que l'autre. Juste de l'amour. Il était tellement à fond que ses enfants l'étaient également. Comme ses « greffes » étaient des premières mondiales, toute la famille était concentrée avec lui. Il n'a jamais entrepris de choses qu'il ne maîtrisait pas. Le risque était calculé. Il a de plus parfaitement su toujours s'entourer des meilleurs dans leur domaine.
Ma mère a beaucoup soigné de gens. Elle a aidé énormément de gens. En plein « Covid-19 », l'Église était pleine à craquer lors de son enterrement. C'est dire si elle inspirait le respect et la considération.
Après le décès de nos parents, nos liens se sont renforcés considérablement avec mon frère et ma sœur, et nos familles respectives. Il avait une théorie sur les gènes : « Il avait gagné l'éternité par ses gènes qu'il avait transmis à ses enfants. »
Il me disait qu'il avait toujours 18 ans dans sa tête. Pourtant, son entrée au dictionnaire Larousse a été perçue au début comme une blague, puis l'a profondément choqué. En effet, selon lui, ce sont les gens décédés qui y figurent.

Il l'appelait régulièrement. Il n'y a jamais eu de nuage entre nous deux. Il y avait beaucoup de respect, d'amour. Il était très câlin. Depuis le départ de mes parents, il y a un grand vide. Grandir avec des parents comme cela, c'était fantastique. Il était très tourné vers les autres, sain et simple. Il n'était pas matérialiste. Il a toujours été désintéressé, même s'il a bien gagné sa vie[1]*. Son but était de faire progresser la science. Il a rencontré beaucoup d'adversité, de jalousie. Mais, il aimait aider les gens et c'est ce qui l'a guidé toute sa vie. D'ailleurs, il existe un recueil de témoignages qui a été édité après sa mort écrit par environ une centaine de personnes qui ont souhaité s'exprimer sur lui et tout le bien qu'il leur avait apporté.*
J'ai adoré mes grands-parents. Ils étaient très affectueux, très impliqués auprès de nous, très présents. Les étés, ils nous emmenaient une à deux semaines. C'était la Dordogne, Arcachon...
J'étais la seule des trois à vivre à Paris. On venait de s'installer en juin. On avait fait des travaux dans notre maison qu'il n'a pas vue. Il est parti en juillet. »

- Renaud Raccurt, son filleul[2]
« Ma mère Henriette était très proche de Max. C'était une sœur pour lui et il l'aimait. Il avait beaucoup d'admiration pour ma grand-mère Alice. Elle s'est mariée en 1953 à Paul Pélisson. Elle a

---

[1] Dans un interview donné le 17 avril 2003 pour www.lyonpeople.com, « Les interrogatoires à KGB », Jean-Michel Dubernard répond aux questions posées par le journaliste. « A la question posée sur ses revenus. *Je vais vous expliquer deux choses. Je crois que je suis l'un des rares en politique qui ai des revenus inférieurs en faisant de la politique que si je n'en faisais pas. Les choses sont simples, un député n'a pas le droit de progresser dans sa carrière universitaire. Je suis professeur « deuxième classe » alors que je devrais être « classe exceptionnelle ». Deuxièmement, j'abandonne 60 % de mon salaire hospitalier. Ça correspond à la réalité de mes activités, 40 % minimum de mon activité sont maintenus aujourd'hui. (...) Je fais encore toutes les greffes qui tombent le lundi* (Nous sommes en 2003). *Moi, j'opère le lundi.* Pour garder la main ? *Pour garder le plaisir. Ce n'est plus la main parce que je suis malheureusement assez vieux. »* « Êtes-vous assujetti à l'ISF ? *Non. Je n'ai rien à part mon appartement. J'ai tout laissé à mes enfants et j'ai emprunté pour acheter mon appart. »* « À la question posée sur ses « frais de bouche » en tant que député. *La semaine prochaine, j'invite l'office parlementaire d'évaluation des politiques de santé (...), mais c'est moi qui les invite et c'est moi qui paye. Ça coûte 400 balles* (Francs) *par repas et ils sont 10. »*
[2] Témoignage inédit recueilli par téléphone le mardi 31/05/2023.

fini ses études de pharmacie et elle a divorcé. En 1965-1966, elle se remarie avec mon père qui était vétérinaire à Miribel. Logiquement, quand Henriette accouche de moi, elle demande à Max d'être mon parrain. Il a aussitôt accepté. Il était très attaché à la famille et très attachant. Il était présent à tous mes anniversaires. La tradition comptait beaucoup pour lui. Il est venu au Liban pour la naissance de mon premier enfant. Je suis marié à une Libanaise. Un jour, il est venu à mon anniversaire. Il venait de passer 37 h à opérer. Il était toujours en costume, mais, cette fois-là, il était un peu débraillé. Il n'avait pas eu le temps de fermer ses boutons de manchettes. Catherine, sa première femme, l'a repris.
Une autre fois, il s'était mis en tête de faire de l'alpinisme. Pour tester le haut froid, il avait décidé de dormir en plein hiver sur le balcon de son appartement. Nous avons beaucoup rigolé de cette lubie. »

- Mme Florence Balaÿ, la meilleure amie de Catherine, la première épouse de Max[1]
« Max a rencontré Catherine en Faculté de médecine. Ils sont nés tous les deux en 1941 et ils se sont logiquement retrouvés dans la même année d'études. Ils feront ensemble leur externat et leur internat. Catherine s'est orientée vers la psychanalyse parce que son père tenait une clinique de psychanalyse. Catherine était posée et brillante. Max était bouillonnant et aimait l'intelligence. Ils étaient vraiment complémentaires. Il y avait un vrai équilibre intellectuel entre les deux. Elle avait trouvé un stage à New York dans un service de psychiatrie pour rejoindre Max qui était alors à Boston au Brigham Hospital. C'est d'ailleurs au cours de ce séjour qu'ils noueront une de leur plus fidèle amitié en la personne de Laure Mouton, qui sera la marraine de Carole, leur fille aînée, et qui deviendra régisseur du Palais des Congrès de Paris.
Catherine était la filleule de Louis Paufique, le premier à avoir greffé une cornée à Lyon en 1937. Paufique réunissait régulièrement ses neveux proches. Le père de Max n'étant pas à Lyon, la rencontre avec l'ophtalmologue lui a facilité son introduction dans le milieu médical lyonnais. Catherine le poussait à l'excellence, mais elle savait pondérer sa fougue également.

[1] Témoignage inédit recueilli par téléphone le vendredi 08/06/2023.

Catherine n'était pas croyante. Ils se sont mariés à l'Église par tradition[1]*. De même pour le baptême des enfants.*
J'ai travaillé avec lui à la mairie de Lyon. Face à un problème politique, il appliquait les mêmes méthodes médicales d'analyse et d'apprentissage. Je l'ai entendu réciter ses cours lorsqu'il préparait l'internat. C'était rigoureusement la même approche. Une fois l'examen de la situation et l'analyse réalisés, il fonçait.
Il aimait la recherche. Il était toujours en quête de nouveautés médicales. C'était un personnage haut en couleur qui adorait ses copains, le bon vin et la compagnie féminine. C'était un séducteur. Riche d'empathie, il savait conquérir les cœurs.
La carrière politique de Max et notamment son élection à la députation en 1986 le conduisent à passer la moitié de la semaine à Paris. Leur couple n'a pas résisté à cette situation. Même si cela a été une période très difficile, ils ont toujours su conserver de bonnes relations pour leurs trois enfants. Elle a fini par retrouver un équilibre avec M. Robert Brochier héritier des grandes familles des soyeux lyonnais. Elle venait avec son nouveau compagnon aux fêtes de la famille Dubernard et les 20 dernières années de sa vie ont été très épanouies aux côtés de Robert.
On ne parle pas assez de la belle-mère de Catherine. Elle est pour beaucoup dans l'adoucissement des relations entre Catherine et Max. À la mort de Maurice, Catherine a continué à venir la voir. Elle l'aimait beaucoup. Elle a aussi considérablement aplani les relations tendues entre les deux frères.
Quand Catherine[2] *est morte* (elle avait 79 ans), *il y a eu peu de manifestations de Max qui est resté très secret et discret. Il a assisté à toute la cérémonie et même au verre traditionnel après. Il était évidemment affecté, mais est resté très pudique. C'est la plus belle partie de sa vie qui est partie avec elle, la mère de ses enfants, sa compagne et amie qui l'a accompagnée tout au long de sa progression médicale. »*

---

[1] Catherine était très amie avec Bruno Gignoux qui a été témoin de mariage aux deux cérémonies.
[2] (03/09/1941-14/09/2020).

- Pierre Dubernard, son frère[1]

Dans son livre *L'hôpital a oublié l'homme* (1997), à la page 118, Jean-Michel Dubernard dit : *« Comprenons-nous bien : je donnerais volontiers un de mes reins à mon frère ou à mon père. Comme beaucoup de gens, par amour. »*

Pierre raconte : *« Je suis de trois ans plus jeune que mon frère. Urologue également. J'ai pris ma retraite à 70 ans. Mes parents étaient orphelins. Mon père était orphelin de père et de mère. Il était né en 1914 dans un village de Corrèze du nom de Champagnac-la-Noaille. Son père est mort à la fin de la guerre et sa mère est décédée de la tuberculose. Il a été élevé par ses grands-parents qui vivaient dans les Pyrénées orientales et qui sont venus à Champagnac pour cela. Ils voulaient mener Maurice le plus loin possible dans le temps. Il les aimait profondément. Il était aussi très attaché à son village. Lorsqu'il est venu à Tulle au lycée, cela a été très dur. Ses grands-parents sont venus l'y rejoindre et ont loué un appartement pour être près de lui. Ma mère était fille unique. Sa propre mère était morte de la grippe espagnole et son papa vivait en Dordogne. Ce père était austère et rigide. Très intelligent également. Il ne s'est jamais remarié. Ma mère a été mise en pension. Cela a été très dur pour elle, mais cela a considérablement endurci son tempérament. Mon grand-père maternel vivait de ses rentes. Il passait l'essentiel de son temps à pêcher et chasser. Mon grand-père maternel, rentier donc, avait une phrase fétiche qu'il nous disait souvent : « Dans la vie, il faut travailler, travailler, travailler. » Max a toujours été solidaire de l'enfance difficile de ses parents. Très tôt, il avait compris que c'était un devoir pour lui de réussir.*

Maurice est parti faire ses études de médecine à Bordeaux. C'est là qu'il a rencontré ma mère qui faisait de son côté des études de pharmacie. Lorsque la guerre a commencé, ils ont décidé de passer en zone libre. Ils sont venus à Lyon. Ils ne voulaient pas y rester et comptaient bien en repartir un jour. Ils sont finalement restés dans la région le reste de leurs vies.

Max est parti tout petit avec une tante éloignée se cacher en Corrèze à la demande de mes parents. Cette tante était recherchée par la Gestapo. Mon frère est parti et je suis né entre-temps. Puis, il est revenu.

[1] Témoignage inédit recueilli par téléphone le mardi 30/05/2023.

Max et moi avons été en pension au lycée Jean Perrin à Lyon. On ne rentrait que le week-end.
Notre père était autoritaire, s'exprimait très bien et clairement. Il était adoré. C'était une belle personnalité. Max a plus souffert de son autorité, car il était l'aîné. Mon frère défonçait les portes ouvertes. Il était fonceur et provocateur. Pour ma part, je bénéficiais de l'expérience de mon frère et évitait les conflits. Mon père était soupe au lait, il pouvait perdre patience. Ma mère n'était pas très affectueuse, Max la respectait et la craignait.
À la fin de sa vie, notre père a fait trois AVC successifs. Le troisième l'a vu perdre la parole, ce qui a été très dur pour lui. Mon père est mort à 97 ans (10/10/1914-03/04/2011). Ma mère nous a quittés à 103 ans (28/05/1913-13/03/2016).
J'ai eu trois enfants et 6 petits-enfants. Je suis en excellents termes avec les enfants de Max. Carole est d'ailleurs ma filleule.
J'ai fini mon internat en urologie dans le service concurrent de celui de Max. Je me suis tourné vers l'urologie libérale.
Sur le plan politique, je ne partageais pas toujours les convictions de mon frère, j'étais plus proche de celles de mon père. Nous n'étions pas toujours d'accord.
Lorsque mes parents sont décédés, Max, qui n'était pas matérialiste, m'a dit de gérer les propriétés comme je l'entendais. Nous avions hérité d'un petit bois notamment[1]*.*
Quinze jours avant la disparition de Max, signe du destin, nous avons été mangés au restaurant avec nos épouses. C'était Max qui avait demandé ce repas. Étonnamment, ce fut un moment tranquille et apaisé. S'il en avait été autrement, je ne me le serais jamais pardonné. »

- Bruno Gignoux[2], son meilleur ami depuis 60 ans.
« Après avoir réussi notre première année, nous avons été collés en deuxième année en juillet. Nous nous étions croisés plusieurs fois au rugby. Nous étions tous deux externes des hôpitaux. J'ai reçu un coup de téléphone où il m'a demandé : « Est-ce qu'on peut

---

[1] Témoignage de Bruno Gignoux : *« À la mort de ses parents, Max a hérité d'un petit bois avec son frère. Nous sommes allés tous les deux pour le visiter. En cours de route, nous nous sommes arrêtés pour manger une entrecôte à Laguiole. Nous voulions la déguster avec leurs couteaux. »*
[2] Témoignage inédit recueilli par téléphone le mardi 23/05/2023.

travailler ensemble ? On ne sera pas ami, ce ne sera que du travail. » J'ai accepté ce travail en binôme. Nous avons été reçus en septembre.

Nous ne sommes plus quittés ensuite. Nous avons été reçus à l'internat en 1964. Nous vivions ensemble.

Quand il a été reçu à l'internat, il est parti alors à Boston grâce à Charles Mérieux qui l'a aidé financièrement.

Jean-Michel était le médecin du LOU (club de rugby) avant de partir à Boston. Je lui ai succédé après. Il parlait déjà de transplantation. Il voulait greffer une tête.

Le chirurgien sud-africain, le Pr Christiaan Barnard, venait de faire sa première greffe du cœur (1968). Il était venu à Lyon. Lors d'un bidule (= soirée) *des internes, tous les internes étant présents, Barnard avait été invité. Max se l'était accaparé. À la fin de la soirée, Max a dit : « Moi aussi, je grefferai. »*

En 2005, la veille de la greffe du visage d'Isabelle Dinoire, il était venu manger chez moi. Il venait la manger la veille de chaque greffe, sauf celle de 1998 où il était rentré dans la nuit depuis Paris à Lyon en taxi. Ce soir-là donc, il me dit : « Je vais greffer un visage. » Je lui réponds : « Mais, Max, ce n'est pas possible ! ». Il est sorti jusqu'à sa voiture et est revenu avec un énorme dossier. Il m'a montré les photos d'Isabelle Dinoire qui avait été défigurée après la morsure d'un chien. « Si c'était ta fille, tu ferais quoi ? »

Un jour, bien après, il m'appelle et me demande de venir comme ORL pour examiner Isabelle Dinoire un dimanche matin qui saigne du nez. Je me rends dans son service et je le vois qui prend un café avec un groupe de femmes. Il en prend un également. Au bout d'un moment, je lui demande : « Où est ta patiente ? Je suis venu pour l'examiner. ». Il me dit : « Mais, elle est là devant toi ! ».

Il était très proche et très ami de Chirac.

C'était un épicurien qui aimait la vie. Nous avons fait des fêtes fantastiques. Il aimait les femmes, la bouffe, le bon vin.

Max était un des boute-en-train des bidules. Il pouvait au cours d'une fête déménager toute une maison à 2h00 du matin. Il travaillait autant qu'il faisait la fête.

Une des premières fois ensemble, à l'Antiquaille, nous étions en 2 CV. Nous étions en retard et étions bloqués par un camion poubelle. Il arrête sa voiture et tape le coup de poing avec les éboueurs. Il était sanguin. Tenace aussi et d'une loyauté indéfectible.

À Boston, il faisait du footing. Déjà, tous les dimanches matin, nous allions courir ensemble dans le parc[1]*. Et même universitaires, nous avons continué à courir ensemble. Il ne supportait pas d'être doublé. Un jour, nous sommes doublés par un homme noir. Quelques instants plus tard, le même nous redouble. Ce n'était pas du goût de Max qui l'aborde aussitôt. L'homme parlait l'anglais, Max aussi. Ils ont vite commencé à discuter. C'était Ray Sugar Robinson qui était venu à Lyon faire un combat. C'était un homme charmant.*

Max parlait l'anglais couramment. Il était le seul interne à faire cela. Cela lui a considérablement servi par la suite.

Nous sommes chirurgiens ORL de père en fils. Mon père adorait Max. Il s'est fait enlever les amygdales chez mon père. Max est arrivé à 7h00 du matin. Max est arrivé complètement ivre. Il n'a pas craché de sang, mais du mauvais vin.

Sa mère disait ce qu'elle avait à dire. « Cela ne me fait rien d'avoir 100 ans, ce qui est embêtant c'est d'avoir vécu 100 ans. » Son père me considérait comme son fils. Max adorait son père. Après son AVC, on a découvert que son père continuait à être le médecin des petits frères des pauvres. C'était un médecin de campagne qui n'hésitait pas à se lever la nuit pour faire une césarienne. Son père a laissé son nom à la salle des fêtes de Charly[2]*, ville dont il a été le maire pendant 42 ans. Il a reçu d'ailleurs une médaille pour cela. Si Max adorait son père, son image et son charisme ont été écrasants pour lui. Il ne souffrait pas la moindre contestation et réprimait toute velléité par une « calotte ». Il était le patriarche, l'autorité supérieure de la famille.*

Il est revenu changé des États-Unis. Il a été très marqué par son passage là-bas. Tous les vendredis après-midi, il organisait une

---

[1] Dans une interview donnée le 17 avril 2003 pour www.lyonpeople.com, « Les interrogatoires à KGB », Jean-Michel Dubernard répond aux questions posées par le journaliste. « C'est votre footing hebdomadaire au Parc de la Tête d'Or qui vous permettait de garder la forme ? *C'est de plus en plus difficile de se lever tôt le dimanche matin, mais c'est vrai que pendant quarante ans ou presque, on a couru les dimanches matin avec les mêmes copains, depuis toujours. Un mélange de copains de métiers complètement différents. Il y a Bruno Gignoux bien sûr, Jean-Paul Fangeat, qui était directeur des cars Philibert et patron d'Olé Bodega maintenant, enfin toute une série de vieux copains. »*

[2] Salle des fêtes Maurice Dubernard.

réunion avec tous les membres de son service afin de faire le point et le bilan de la semaine.
Max était agnostique. Selon toute vraisemblance, le mot transgression était une provocation. Pour Max, l'homme était sur terre pour transmettre son ADN à ses enfants. Il adorait ses enfants. Il en était très proche. Il leur téléphonait plusieurs fois par semaine comme cela, juste pour leur dire bonjour.
Il avait une âme d'artiste. Il écrivait des vers de poésie[1]*. Il peignait également. J'ai toujours un tableau peint par lui. Une Vierge Marie. Pour ceux qui ont cette chance, d'avoir un tableau de Max, questionnez-vous sur la symbolique exacte de votre toile, elle n'est pas celle que vous croyez forcément. Vous pourriez être surpris*[2]*.*
J'ai eu un grave accident de voiture. J'ai été transporté à Grange-Blanche. J'ai perdu ma rate. Lors d'une réunion de service, Max a demandé que je sois transporté au Pavillon V dans son service. Le week-end suivant, il est à un mariage et on lui demande pourquoi j'ai été transporté dans son service. Il répond : « Son accident est plus grave qu'il y paraît. Je vais devoir lui greffer un pénis. » Cela a fait le tour de la ville. J'ai été opéré dans la nuit. Max est venu tous les jours. Alors que je suis en réanimation, Max est venu déposer des photos de Playboy partout autour de mon lit pour m'aider à me réveiller. Les assistantes et les infirmières s'étonnent. Il leur a dit que toutes ces photos de femmes nues allaient m'aider à me réveiller. Quand l'infirmière responsable est arrivée et s'est émue de ce désordre, on lui a répondu fort logiquement : « Le Pr

---

[1] Introuvables aujourd'hui auprès de ses proches.
[2] Dans une interview donnée le 17 avril 2003 pour www.lyonpeople.com, « Les interrogatoires à KGB », Jean-Michel Dubernard répond aux questions posées par le journaliste. « Auriez-vous des talents cachés dans les arts plastiques ? *J'avais mis au point une forme d'expression que j'appelais la « géométrisation extrapolante ». Et je suis sûr que c'est encore un truc qui a du sens, c'est-à-dire qu'à partir... Tu prends un visage de femme, tu extrapoles, c'est-à-dire tu prolonges, tu étires... Au bout d'un moment, on ne voit plus rien, on ne sait plus ce que c'est, on met les couleurs. Moi je peignais à la fumée. Il n'y a pas beaucoup de types qui peignent à la fumée. J'étais obligé de me mettre sous une table. Et quand je montrais la succession de losanges, de triangles, de carrés, de rectangles, je disais : « c'est quoi ça ? » et les types disaient : « c'est un visage de vie, de fille... » »*

Dubernard a ordonné qu'on ne touche à rien. » Et personne n'a touché à rien. De fait, j'ai ouvert un œil à ce moment précis[1].
J'ai passé quatre jours avec lui en Égypte avec quatre de ses élèves. Nous avons été reçus par un confrère égyptien de façon extraordinaire. Il a été accueilli comme une superstar. J'ai visité l'Égypte comme jamais je ne l'aurai imaginé. Il recevait les praticiens étrangers comme s'ils étaient chez eux. Et même chez lui s'ils ne savaient pas où aller. Il était d'une générosité absolue. Ces élèves en parlent toujours avec une émotion non dissimulée. Leur dévotion pour lui était absolue. D'ailleurs, Marwan Dawahra a toujours une photo de lui dans son bureau.
Sa mort a été une vraie déflagration. Il était allé jusqu'au bout de son service. Il n'a pas su prendre sa retraite. Quand je lui disais cela, il s'énervait. Il avait conservé un bureau de fonction dans son ancien service et, malgré le fait qu'il avait remis son service à ses élèves, il s'y rendait toujours. Il vivait à Paris. Il venait une fois par semaine manger avec moi et un ami dans un petit bistrot lyonnais. C'était mon ami. Je suis toujours heureux de parler de lui. »

[1] Dans une interview donnée le 17 avril 2003 pour www.lyonpeople.com, « Les interrogatoires à KGB », Jean-Michel Dubernard répond aux questions posées par le journaliste. *«* En revanche, vous ne rechignez pas à vous déguiser pour vous rendre à des mariages très huppés, comme celui d'Albertville avec la Duchesse de Windsor en 1988… *(Rires) Comment tu sais ça ? C'est un souvenir heureux. C'est Bernard Jozelleson, divorcé et de confession juive, qui se mariait ce jour-là, avec la nièce de la Duchesse de Windsor... Bruno Gignoux s'est déguisé en curé et moi en rabbin, voilà. On a fait un discours d'enfer et notre copain était content qu'on fasse cette connerie. Il faut vous dire que sa femme était enceinte et qu'on avait centré notre discours sur la prévention des grossesses, c'est-à-dire la pilule, les machins... C'était très original. »*

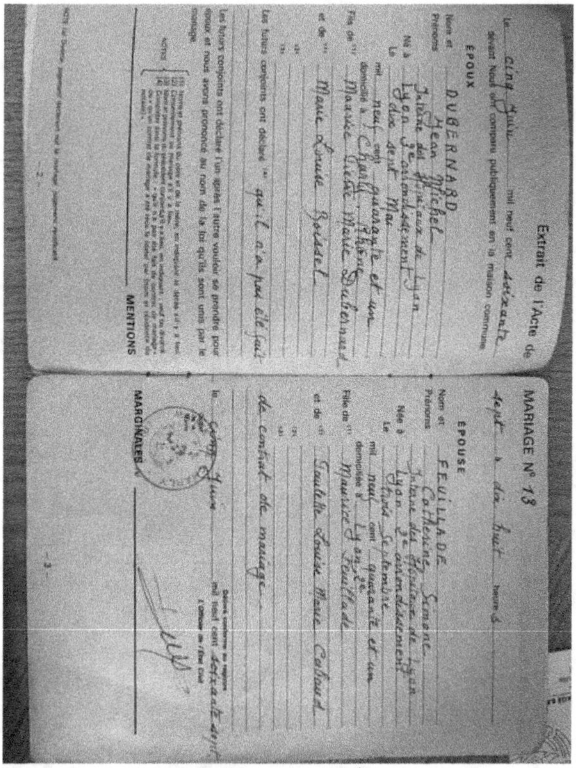
Extrait de l'Acte de MARIAGE N° 13

Le cinq juin mil neuf cent soixante sept à dix huit heures

devant Nous ont comparu publiquement en la maison commune

EPOUX

Nom et Prénoms DUBERNARD Jean Michel

Interne des Hôpitaux de Lyon

Né à Lyon 3e arrondissement

Le dix sept mai mil neuf cent quarante et un

domicilié à Charly

Fils de Maurice Henri Marie Dubernard

et de Marie Louise Boissel

EPOUSE

Nom et Prénoms FEUILLADE Catherine Simone

Interne des Hôpitaux de Lyon

Née à Lyon 3e arrondissement

Le trois septembre mil neuf cent quarante et un

domiciliée à Lyon 3e

Fille de Maurice Feuillade

et de Paulette Louise Marie

Les futurs conjoints ont déclaré qu'il n'a pas été fait de contrat de mariage

Les futurs conjoints ont déclaré l'un après l'autre vouloir se prendre pour époux et nous avons prononcé au nom de la loi qu'ils sont unis par le mariage.

Le cinq juin mil neuf cent soixante sept

MENTIONS

MARGINALES

Livret de famille[1].

Catherine et Jean-Michel sont passés devant le maire de Charly, le 5 juin 1967 à 18h00 précisément. Le maire d'alors est le père de Jean-Michel, Maurice. Catherine est enceinte de Carole qui naît en novembre 1967. Ils sont alors tous les deux internes des hôpitaux de Lyon. En 1970, c'est au tour de Gil d'arriver. Jean-Michel est alors chef de clinique. En 1975, Estelle voit le jour. Un an plus tard, Jean-Michel, devenu depuis professeur d'Université, réalise la première greffe mondiale d'un bloc pancréas-rein chez un Italien. Catherine, quant à elle, est devenue psychiatre.

[1] Avec l'aimable autorisation d'Estelle Dubernard.

MAX

Jacques Baulieux, qui le connaissait bien, donne l'explication prudente suivante. La genèse en serait double, familiale liée à l'engagement paternel dans la Résistance et personnelle liée à la richesse de sa personnalité d'entraîneur d'hommes.
Le père de Jean-Michel Dubernard, nous l'avons dit, était médecin, engagé politiquement, maire de sa commune au sud de Lyon. Il aurait vécu une résistance mouvementée, proche en 1943 de Jean Moulin dont le pseudonyme de résistant était MAX. Son fils, Jean-Michel, alors très jeune (né en 1941) l'aurait suivi dans tous ses déplacements. Selon le Dr Bruno Gignoux, son ami de toujours avec qui il a fait son internat, *« il serait le plus jeune résistant de France, car, en 1943, âgé de deux ans, lorsqu'il était en Lozère, il a dit qu'il les avait tous rencontrés. »* Sa grand-mère adoptive, également engagée dans la Résistance, l'emmenait à vélo dans son panier d'osier lors de ses diverses missions[1].
Le pseudonyme de Jean Moulin aurait imprégné par la suite sa famille et aurait baigné le petit garçon tout au long de son enfance. À partir de son adolescence, au lycée et en médecine, sa forte personnalité aurait facilité une identification progressive et le pseudonyme de MAX lui serait resté.
Mais, il y aurait une explication beaucoup plus prosaïque sans ce côté romantique collant bien au personnage. MAX viendrait de son caractère passionné qui le conduisait petit à faire toujours le MAXimum, à exploiter ses capacités au MAXimum… Cette explication a été trouvée dans un article rédigé au moment de son décès dans un journal lyonnais (*Tout Lyon*).
Jean-Paul Squifflet, chirurgien transplanteur belge, affirme que Jean-Michel aurait ramené ce surnom de son séjour à Boston[2]. Bruno Gignoux m'a confirmé qu'aussi loin qu'il se souvient tout son entourage l'a toujours appelé ainsi. Il est probable par contre que les Américains aient privilégié ce surnom au véritable nom de Jean-Michel, car plus facile à prononcer pour eux.

---

[1] Badet Lionel, Morelon Emmanuel & Martin Xavier, « Jean-Michel Dubernard, pionnier de la Médecine », in *Lyon capitale*, 2021 ; 15 : 1-36.
[2] Badet Lionel, Morelon Emmanuel & Martin Xavier, *Recueil d'hommages*, autopublication, sans date.

Une seule certitude demeure. Si les hypothèses sur l'origine de ce surnom sont multiples, c'est bien Jean-Michel Dubernard qui l'aurait choisi.
Sa mère a été la seule personne qui l'a toujours appelé par son vrai prénom[1].

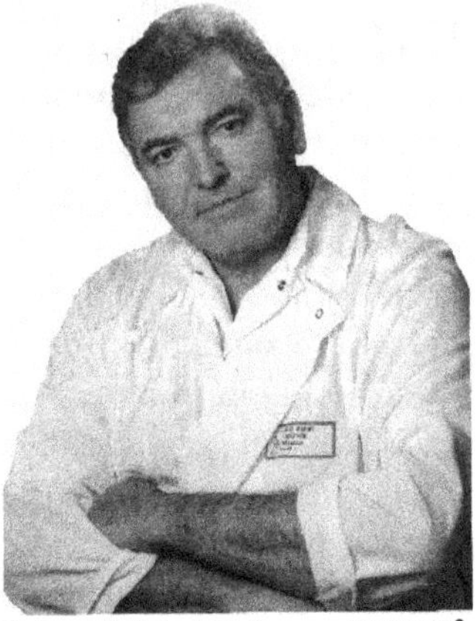

Pr Jean-Michel Dubernard (1990)[2].
Il est alors chef du service d'Urologie et de la Transplantation au Pavillon V de l'hôpital Edouard-Herriot et député de la 3e circonscription de Lyon.

[1] Badet Lionel, Morelon Emmanuel & Martin Xavier, « Jean-Michel Dubernard, pionnier de la Médecine », in *Lyon capitale*, 2021 ; 15 : 1-36.
[2] © Gil Dubernard, 2023.

Transgression et éthique médicale

Par le Dr Xavier Riaud

Trans est un préfixe provenant du latin « Trans » et qui signifie au-delà. Il exprime l'idée de changement, de traversée (dictionnaire Larousse).

Transgression a pour synonyme violation selon le dictionnaire Larousse. *Transgresser* signifie, selon le même dictionnaire, ne pas obéir à un ordre, à une loi ; enfreindre, violer.

Ce sont des termes en définitive très négatifs. On ne peut pas les employer ici. À mon sens, on ne peut parler que d'innovation. Voici pourquoi. Laissons-nous aller à une réflexion si vous le voulez bien. L'histoire de la médecine nous enseigne toutes les découvertes médico-chirurgicales de l'histoire de l'Humanité, toutes les trouvailles pharmacologiques. Les règles également qui ont entouré leurs applications chez l'homme toutes époques considérées. Si l'on se fie à l'usage du mot « transgression », il a fallu alors transgresser pour ouvrir le ventre d'un homme pour la première fois afin de procéder à l'ablation d'une appendicite par exemple. De même pour toute intervention chirurgicale dès lors que ce fut la première fois. Il a fallu transgresser aussi pour appliquer la pénicilline ou tout autre médicament aux premiers hommes qui les ont reçus. On sait qu'un traitement qui fonctionne chez l'animal lors d'expérimentations ne donne pas forcément les mêmes résultats chez l'homme. Les cas sont légion. N'oublions pas d'ajouter la transgression des instruments chirurgicaux, des prothèses en tout genre et autres éléments pour reconquérir l'intégrité du corps humain la première fois, ou un semblant d'intégrité ! Alors, pourquoi ce mot « transgression » ? Pour certains puristes jusqu'au-boutistes, on a repoussé les normes, on a pu même profaner le mythe biblique et son culte. Selon eux, on ne touche pas au sacré. C'est un péché. Rappelons la définition d'un péché selon le même dictionnaire Larousse : *« Transgression consciente et volontaire de la loi divine, des impératifs religieux. »* Comment ! Un homme se serait érigé en dieu capable de rendre un aspect humain à un manchot ! Rappelez-vous tous ces médecins qui faisaient des autopsies sur des morts et qui ont été mis au bûcher pour hérésie par l'Inquisition. L'Église ne fermera les yeux sur les autopsies qu'à la Révolution. Il faut parfois des années, voire des siècles, pour que ce qui est appelé « transgression » sur le moment soit enfin félicité. Souvenons-nous de Vincent Van Gogh, sur un plan plus général, qui est loué maintenant alors qu'il a vécu comme un miséreux toute sa vie !

Nous évoluons dans une société où tout ce qui sort des normes bouleverse les caciques où le formatage ambiant est la règle. Le Pr Jean-Michel Dubernard a bousculé toutes les normes, tous les caciques, il a repoussé toutes les limites, toutes les frontières, il a souhaité voir au-delà et ne s'est pas arrêté à ce qui était apparent. Avec succès. Il n'est pas un dieu, il est juste un homme et il n'a jamais voulu être autre chose. N'oublions pas non plus la jalousie ambiante devant la réussite insolente de cet homme qui sera ici diabolisée. Pensons également aux médias qui savent parfaitement sortir un mot de son contexte et l'interpréter de manière défavorable à toute personne publique donnant ainsi d'elle une image déplorable.

Si Jean-Michel Dubernard est connu, pour certains, en tant que chirurgien qui « transgressait », ou plutôt selon moi en tant que chirurgien qui réinventait la médecine avec un brio qui n'a d'égal que l'admiration de ses confrères (la preuve dans ce livre), il n'en demeure pas moins qu'il le faisait dans le respect des règles déontologiques en vigueur et de l'éthique médicale indispensable à toute chirurgie, et à toute expérimentation préalable. Totalement désintéressé, il n'a eu qu'un objectif dans sa vie, celui de faire progresser la science pour la mettre au service de ses patients.

Il me semble que c'est l'occasion de rappeler ici ces fameuses règles, ou tout du moins l'origine des 10 commandements de l'éthique médicale dévolue à toute expérimentation.

Le procès des médecins nazis à Nuremberg se termine le 21 août 1947, après 133 jours de débats[1].

7 médecins seront condamnés à mort, 5 à l'emprisonnement à vie, 2 à 20 ans de prison, 2 à 10 ans et 7 seront acquittés. C'est la veille du jugement que seront clairement notifiés au monde par le Tribunal de Nuremberg, les 10 principes essentiels devant régir toutes expérimentations sur l'homme :

---

[1] Aziz Philippe, *Les médecins de la Mort*, Tomes 1 à 4, Famot (éd.), Genève, 1975.

1- Il faut le consentement éclairé, volontaire, sans contrainte ni supercherie du sujet.
2- L'expérience doit aboutir à des résultats pratiques pour l'Humanité.
3- Les fondements de l'expérience doivent être basés sur des expériences antérieures effectuées sur des animaux et sur la connaissance de la genèse de la maladie.
4- L'expérience doit être pratiquée en évitant toute souffrance et tout dommage au sujet.
5- L'expérience ne doit pas être tentée s'il y a un risque de mort ou d'invalidité pour le sujet.
6- Les risques encourus ne devront jamais excéder la valeur positive du problème que doit résoudre l'expérience.
7- Toute éventualité de provoquer des blessures, une invalidité ou la mort du sujet au cours de l'expérience doit être écartée.
8- L'expérience doit être réalisée par des personnes compétentes et qualifiées.
9- Le sujet est libre d'interrompre l'expérience à tout moment.
10- L'homme de science est susceptible d'interrompre l'expérience à tout moment s'il juge qu'il y a un risque quelconque pour le sujet.

L'éthique médicale, au sens où nous l'entendons aujourd'hui, vient de naître. Elle fera partie du quotidien de tous les professionnels de santé par la suite.

Ces règles déontologiques ont-elles été respectées par Jean-Michel Dubernard ? Assurément oui[1]. Comment aurait-il pu en être autrement dans notre société contemporaine ? Nous ne sommes plus en 1947, mais bien en 1998, en 2000 et 2005. Dès lors, peut-on parler de « transgression » lorsqu'on parle de restaurer l'intégrité physique d'un individu handicapé, surtout quand il s'agit de l'intervention de la dernière chance, c'est-à-dire qu'il n'en existe pas d'autre possible, et quand la demande a été elle-même formulée par le patient ? Il est évident que non. On parle bien ici d'innovation et d'avancée extraordinaire de la médecine. Jean-Michel Dubernard n'a donc jamais été un transgresseur, mais plutôt un précurseur en la matière. À un moment donné, il a fallu bousculer les dogmes, les

[1] Dubernard Jean-Michel, *L'hôpital a oublié l'homme*, Plon (éd.), Paris, 1997, 232 p. Ceci est confirmé tout au long de ce livre.

normes et les codes. Jean-Michel Dubernard a été celui qui a pris la décision courageuse de le faire, et qui surtout a réussi à le faire[1]. Il n'a pas hésité pour cela à braver les instances supérieures de la profession : en 2005, il n'a pas l'aval du comité national d'éthique pour la greffe du visage d'Isabelle Dinoire. Non, il n'a pas hésité. Ici, peut-être une transgression ? Je ne pense pas, car le refus ne repose pas sur l'aspect technique de la réalisation de l'acte, mais plutôt sur son aspect moral. Pourtant, le bénéfice-risque pour la patiente a été clairement calculé et mesuré. L'intervention a été effectuée par les plus grands chirurgiens du monde soigneusement recrutés par Max. S'il avait mis la vie de la patiente en danger, il n'aurait pas couru ce risque et aurait su s'arrêter. Je n'en doute pas un instant. Et puis, c'était l'intervention de la dernière chance pour Isabelle Dinoire qui était demandeuse en l'occurrence. Qu'avait-elle à perdre de plus ? La vie ? Je crois que c'était déjà fait, mais consciente et avec le cœur battant. Quelle souffrance !
Comme nous l'avons évoqué précédemment avec les exemples des autopsies et de Van Gogh, et comme le souligne fort justement le Pr Xavier Martin, le successeur de Jean-Michel Dubernard au service d'urologie et de chirurgie de la transplantation de l'hôpital Edouard-Herriot : *« Ce qui est vrai un jour, ne l'est plus un autre jour. »*
Signalons qu'en 2012, il a été pratiqué 76 greffes de mains et 28 du visage dans le monde[2]. En 2021, le nombre de greffe des mains et avant-bras réalisés dans le monde est porté à 85, ceci par 26 centres internationaux situés dans 17 pays, dont 9 à Lyon[3].
Et s'il s'est avéré que notre homme ait employé lui-même le terme de « transgression », il l'a peut-être fait sans mesurer vraiment la portée de ce mot. Laissons-lui le bénéfice du doute, mais, de ceci, j'en doute, notre homme étant trop cultivé et trop rompu aux techniques de l'orateur public de surcroît. Ou alors l'a-t-il fait avec une gouaille un tantinet provocatrice en sachant parfaitement ce qu'il allait susciter derrière… C'est ainsi qu'il en a été probablement

---

[1] Badet Lionel, Morelon Emmanuel & Martin Xavier, « Jean-Michel Dubernard, pionnier de la Médecine », in *Lyon capitale*, 2021 ; 15 : 1-36.
[2] Fabre André-Julien, *Médecins et politique, Guide de médecins politiciens à travers les âges*, L'Harmattan (éd.), Collection Médecine à travers les siècles, Paris, 2018, pp. 108-109.
[3] Badet Lionel, Morelon Emmanuel & Martin Xavier, « Jean-Michel Dubernard, pionnier de la Médecine », in *Lyon capitale*, 2021 ; 15 : 1-36.

la première fois où il a employé ce mot, puis c'est devenu une habitude. Il s'en est convaincu. Son fils et son meilleur ami partagent mon avis. Notre homme était agnostique. Il ne croyait pas en Dieu, il espérait en un être supérieur.

De plus, comme il le souligne par ailleurs avec humilité et honnêteté, il a connu aussi l'échec qui s'est parfois traduit par la mort d'un patient hélas. Contrairement à ce qu'on pourrait croire, il n'a pas tout réussi[1].

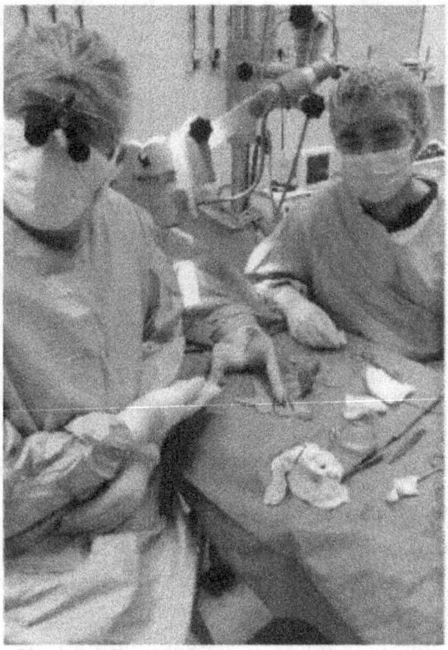

Greffe expérimentale sur un cochon (training)
à l'école vétérinaire avec un résident chinois.
Jean-Michel Dubernard est sur la gauche[2].

[1] Dubernard Jean-Michel, *L'hôpital a oublié l'homme*, Plon (éd.), Paris, 1997, 232 p.

[2] © Gil Dubernard, 2023 (même série photographique qu'à la page 44).

« Il n'y a pas de grand projet sans rêve. »
« Il n'y a pas de progrès possible sans transgression. »
Jean-Michel Dubernard.

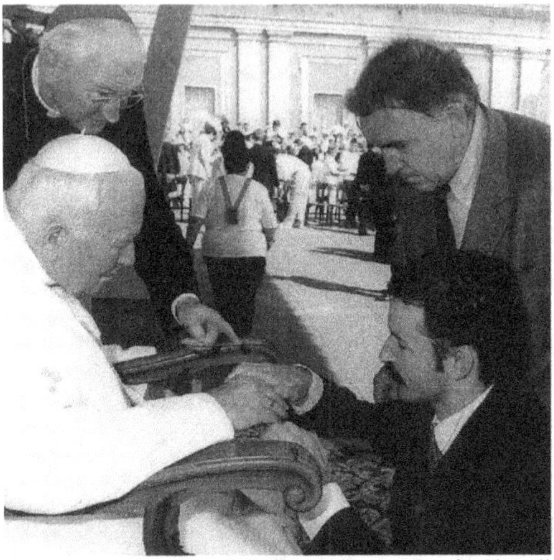

Audience auprès du pape Jean-Paul II demandée par Denis Chatelier et appuyée par Max. Denis est très croyant, la bénédiction du Pape est très importante pour lui. Ce dernier est arrivé à Rome sans habit, sa valise ayant été égarée à l'aéroport. C'est le Pr Lionel Badet qui lui a prêté des vêtements. Un vrai esprit de famille ! (18e congrès international de transplantation, Rome, août 2000) [1].

[1] © Gil Dubernard, 2023.
Récit par Mme Camille Frances-Dubernard, échanges de SMS du 21/07/2023.

Jean-Michel Dubernard et la mort

Par le Dr Xavier Riaud

« Max n'était pas athée, mais agnostique. Il ne désirait pas de cérémonie religieuse pour son enterrement et espérait que ses cendres puissent être jetées avec les miennes dans l'Arve ou l'Arveyron (rivières dans les Alpes près de Chamonix). *Malheureusement, nous n'avons pas pu obéir à ses vœux (...), d'où le choix du cimetière de Chamonix. La vie, pour lui comme pour Aristote, était une pièce de théâtre ; les acteurs jouent parfois leur partition sans en comprendre le sens, puis chacun fait sa révérence et disparaît. »* Ainsi, s'exprime Mme Camille Frances-Dubernard[1]. Après la vente de la maison de famille du Cantal, « *il emmenait ses petits-enfants au Club Med les derniers étés. Nous y étions allés à trois reprises (deux fois en Grèce, une fois en Turquie). C'est lors du trajet aller vers le Club Med en Turquie qu'il est mort à l'aéroport. »*

Le 10 juillet 2021, le Pr Jean-Michel Dubernard nous quitte suite à un malaise survenu à l'aéroport d'Istanbul alors qu'il y arrive pour des vacances avec sa famille. Comme Gil me l'a fort justement rappelé, nous sommes alors en pleine pandémie Covid-19. Son corps est placé dans un cercueil plombé qui est rapatrié en France. La loi française interdit alors l'ouverture du cercueil. Il doit être enterré ainsi.

Jean-Michel Dubernard s'exprime sur sa mort dans son livre *L'hôpital a oublié l'homme* (1997) qui est un véritable essai médical, visionnaire et, par certains aspects, testamentaire[2]. Ses consignes sur la question sont sans aucune équivoque (p. 108).

« Le problème de l'euthanasie est multiforme. L'état végétatif d'un coma prolongé irréversible est assimilé à celui d'une « plante verte ». Pour moi, c'est clair : je refuserais d'en devenir une. Je n'accepterais pas, à la suite d'un accident vasculaire, cérébral ou autre, de devenir une charge pour ma famille, de l'obliger à me rendre régulièrement visite dans un établissement spécialisé,

---

[1] Témoignage inédit de Mme Camille Frances-Dubernard recueilli par téléphone le jeudi 18/05/2023.

[2] Dubernard Jean-Michel, *L'hôpital a oublié l'homme*, Plon (éd.), Paris, 1997, 232 p.

souvent à des dizaines de kilomètres de chez elle. En résumé, je souhaiterais qu'on mette fin à mes jours, sans état d'âme. »

Jean-Michel Dubernard a vécu comme un rugbyman qui traverse le terrain pour aller marquer un essai. Il a travaillé énormément pour améliorer ses performances, son savoir et ses compétences. En avançant, toujours en avançant. Sa mort a été à l'image de sa vie. À 100 km/heure. Il n'a pas souffert, il n'a pas attendu dans un lit qu'elle vienne le chercher. Il est parti vite.

Certes, il a laissé un vide immense derrière lui. Une admiration profonde et unanime ressentie par tous, collègues ou non. Un amour profond et indéfectible de ses proches. Mais, sa volonté a finalement été respectée puisqu'il nous faut tous partir un jour. Empathique jusqu'à l'extrême et comme toujours, bien que ce soit ici un bien triste hasard de la vie, il n'a infligé à personne le choix et le geste crucial de le débrancher, ou de lui administrer la dose de morphine létale, avec la culpabilité qui en aurait découlé jusqu'à la fin de sa vie pour la personne qui aurait commis ce geste. Assurément, un proche qui l'aurait aimé.

Enfin, personne n'est venu le voir à l'hôpital dans sa chambre comme lui a dû le faire pour tant d'autres, amis ou patients, et ne gardera la vision d'un homme souffrant ou terriblement affaibli par la maladie, voire cachectique.

Tous ses proches garderont l'image de cet homme, de son sourire, de son énergie, de ses rêves. Et cela, c'est indiscutablement ce qu'il aurait souhaité.

D'ailleurs, il disait à ses enfants : *« J'ai gagné l'éternité avec vous. Vous avez tous mes gènes en vous qui vous accompagneront et que vous-mêmes vous transmettrez à vos enfants. »*

Jean-Michel Dubernard parlait souvent de la mort avec son fidèle ami Bruno Gignoux.

Il avait par ailleurs des problèmes de prostate qui ont été opérés à Paris et ont présenté des suites compliquées. Il avait aussi des problèmes de dos récurrents qui lui imposaient de faire des étirements 30 minutes/jour sinon il ne pouvait pas se lever. Un diagnostic d'anévrisme de l'aorte avait été posé chez lui toujours selon son ami.

Je pense qu'il savait que cela allait bientôt arriver. Plusieurs éléments concordent cette assertion :

- Il était médecin et savait poser un diagnostic. L'expérience médicale lui avait conféré un sixième sens face à la mort. Il avait probablement eu des signes avant-coureurs de ce fameux malaise qui lui fut fatal bien avant, qui ne l'ont pas trompé.
- Quinze jours avant sa mort, il demande à manger avec son frère avec qui il a toujours eu des relations compliquées, voire tendues. Gignoux était l'ami des deux. *« Ils ne se sont pas parlé pendant longtemps. Au cours de repas familiaux, les tensions étaient extrêmement fortes suite à des désaccords. Max était impliqué en politique. Pas Pierre qui ne partageait pas forcément les mêmes convictions. »* Étonnamment, ce repas se déroule parfaitement, dans une ambiance très sereine. Les épouses sont présentes. Et Pierre de me dire : *« Aucun propos houleux, un bon moment. Je suis content d'avoir vécu cet instant avec lui avant qu'il parte. Je ne me serais pas pardonné si cela n'avait pas été le cas. »* Max a demandé ce repas. A-t-il mis ses affaires en ordre avant de partir ?
- Dans le recueil de témoignages autoédité après sa mort, le Pr Henri Kreis, néphrologue à Paris, affirme : *« Max, tu m'as appelé la veille de ton départ en Turquie avec tes petits enfants... Depuis que tu m'avais mis au courant de l'épée de Damoclès qui te menaçait, je t'avais souvent dit que tu te remuais trop et que tu devais commencer à mener une vie plus calme. Mais ça, c'était une chose impossible ! Tu étais toujours en mouvement ; te garder une heure au même endroit relevait déjà de l'exploit... »*
A-t-il fait un malaise cardiaque et ai tombé sur la tête ou bien d'impatience face à l'attente dans l'aéroport a-t-il fait une chute accidentelle la tête la première sur le tapis roulant ? Il n'est rien ressorti d'anormal de l'autopsie. Les composantes étaient normales. Une autopsie a bien été faite en Turquie qui n'a rien révélé.
Le mystère demeure entier…

Recueil d'hommages

Après la mort de Jean-Michel Dubernard, sous l'impulsion des Prs Martin, Morelon et Badet, ses proches collaborateurs et amis, un recueil de témoignages autopublié est paru[1]. Il comprend en tout et pour tout 240 témoignages : collaborateurs, confrères, politiques (Juppé, Alliot-Marie ou encore Pécresse notamment), assistantes et infirmières, et patients. La famille n'y apparaît pas et les proches amis également. Cet ouvrage a été fait en hommage bien sûr, mais aussi pour témoigner auprès de sa famille de tout l'amour et l'affection que ces hommes et ces femmes éprouvaient pour Max.
J'ai décidé de ne retenir que quelques témoignages de cet ouvrage, livrés pêle-mêle, en privilégiant ses patients, ses collaborateurs ou ceux qui nous donnent des indications biographiques. C'est Estelle Dubernard qui me l'a prêté.

. Henry Long – Clinique de la Sauvegarde[2]
« (...) Nous ne nous sommes pas quittés depuis la sixième, internes au lycée Jean Perrin avec entre autres Jacques Toubon et Philippe Bérard. Études secondaires sans encombre, tu étais dominant, bagarreur impénitent, testostéronémie au top... Orientation médicale commune chirurgicale et urologique chez notre maître Jean Perrin, où il nous arrivait régulièrement d'opérer ensemble pour guetter la précision du geste, de l'un ou de l'autre, toujours complémentairement... Le choix public ou privé, à l'issue du clinicat, orienté par le patron n'a fait que renforcer une amitié indéfectible, qui a duré 70 ans, pour les bons moments... et les moins bons : tu étais toujours présent avec des non-dits qui remplaçaient avantageusement les effusions dont nous avions horreur... »

---

[1] Badet Lionel, Morelon Emmanuel & Martin Xavier, *Recueil d'hommages*, autopublication, sans date.
Avec l'aimable autorisation du Pr Xavier Martin.
[2] Badet Lionel, Morelon Emmanuel & Martin Xavier, *Recueil d'hommages*, autopublication, sans date.

. Kamel Lagha – Hôpital Edouard-Herriot[1]

« (...) Max était véritablement un pionnier, un explorateur de contrées inconnues, un découvreur en transplantation comme en urologie. Doué d'une intelligence hors du commun, d'une curiosité sans limites, d'une inventivité insatiable, et servi par une capacité de travail hors norme, il n'est pas étonnant que, chez notre homme, les « premières » se soient égrenées tout au long de sa carrière. Un stratège, un visionnaire, qui définissait les projets et avait l'intelligence rare de s'entourer des meilleures compétences. Il savait valoriser son équipe, les galvaniser et les motiver comme personne. Rigoureux et exigeant, il était tout entier dévoué à son service et aux patients. (...) Il savait prendre le temps d'écouter ou d'aider à trouver une solution. Nous avions tous un accès facile à Max, quel que soit notre grade dans la hiérarchie, de l'ASH à l'agrégé. (...) »

. Rémi Reibel – patient, Lyon[2]

« Mon sauveur, mon ami, mon guide... Je suis tellement triste et en peine. Merci de m'avoir sauvé la vie en réalisant ma greffe de rein en 2000... irréalisable ! Une confiance qu'il m'a accordée en 1978 alors que j'avais seulement 10 ans. Une rencontre en dialyse à l'époque, puis une continuité dans mes études et mon parcours professionnel... »

. Denis Chatelier – patient, Rochefort[3]

« Depuis que j'ai appris votre décès, cela m'a vraiment bouleversé. Vous étiez un homme généreux, très humain, vous pouvez être très fier de cette première mondiale de ma greffe des deux mains le 13 janvier 2000. Vous m'avez redonné goût à la vie et, pour cela, je vous en remercie. J'ai un poème pour vous : « J'ai gravé votre prénom sur le sable, la mer l'a emporté, j'ai gravé votre prénom sur un arbre, les écorces sont tombées, j'ai gravé votre prénom dans

---

[1] Badet Lionel, Morelon Emmanuel & Martin Xavier, *Recueil d'hommages*, autopublication, sans date.

[2] Badet Lionel, Morelon Emmanuel & Martin Xavier, *Recueil d'hommages*, autopublication, sans date.

[3] Badet Lionel, Morelon Emmanuel & Martin Xavier, *Recueil d'hommages*, autopublication, sans date.

mon cœur, seul lui y est resté, je vous quitte de la plume de mon stylo, mais pas de mon cœur. »

. Martine Damiani – infirmière en urologie au Pavillon V (1998-2014)[1]

« Au milieu des patients du Pavillon V, nous avions notre patient greffé de la main. Le téléphone sonnait toute la journée. Des patients appelaient du monde entier pour bénéficier d'une greffe. (...) Beaucoup de gens espéraient, rêvaient, une porte s'était ouverte... Dans le monde des médias, beaucoup étaient sceptiques. M. Dubernard passait pour un « fou ». Dans le service, les autres patients d'urologie râlaient. « On ne voit plus de médecins du service. » Ils devaient se contenter de voir les médecins auprès de Clint Hallam depuis le poste TV de leur chambre. M. Dubernard était profondément humain, authentique, avec son franc-parler, simple. Il connaissait tout son personnel, qu'il soit en haut ou en bas de l'échelle. Quand il faisait une chirurgie, il venait aussitôt récupérer les coordonnées de la famille, pour les informer et les rassurer. Quand il s'occupait de patients greffés, il s'occupait aussi de les réinsérer dans la vie, de leur trouver parfois un travail, retrouver une dignité. (...) Mon mari a dû être greffé d'un rein. Son écoute, son empathie, sa présence m'ont fait chaud au cœur. Il me disait en rigolant que j'étais comme sa fille... »

. Christine Martin – CHLS[2]

« (...) Je l'ai connu comme externe au Pavillon V alors qu'il fulminait contre le peu de motivation de Jean Perrin pour le soutenir à l'agrégation alors que son fils Paul était aussi sur les rangs. (...) Lorsque j'ai réussi l'internat, c'est lui que je suis allée voir et il m'a conseillé de passer des diplômes en immunologie et c'est lui qui m'a introduite dans le monde de la recherche. Peu de temps après, il m'appelle pour me demander si je connais un interne courageux et travailleur pour l'aider au labo dans ses recherches sur les

[1] Badet Lionel, Morelon Emmanuel & Martin Xavier, *Recueil d'hommages*, autopublication, sans date.

[2] Badet Lionel, Morelon Emmanuel & Martin Xavier, *Recueil d'hommages*, autopublication, sans date.

transplantations chez le chien. Et c'est ainsi que Xavier et Max ont démarré une grande histoire d'affection et d'admiration... »

. Jean Amiel – Nice[1]

« Je suis arrivé au Pavillon V le 1er octobre 1979 pour un choix interchu de six moi. Je partageais mon temps entre le bloc du Pavillon V et le laboratoire expérimental. Tenace, acharné, Max ne lâchait rien pour arriver au but qu'il s'était fixé : je me souviens de la tension des ultimes jours de décembre 1979 qui a précédé la réalisation de la 100e greffe en une année, une première dans le service. (...) J'ai assisté au premier symposium sur les transplantations pancréatiques où ses collègues américains les Drs Najarian et Sutherland de Minneapolis étaient venus à Lyon ; ils avaient été coiffés sur le poteau malgré leurs importants moyens. Chirurgien hors pair, j'étais fasciné quand ses mains de rugbyman du LOU larges comme des battoirs saisissaient les instruments de microchirurgie avec délicatesse pour réaliser une chirurgie rénale extracorporelle. Réellement accessible à tout moment, il aimait recevoir avec son épouse au 1, boulevard des Belges ses collaborateurs jeunes ou plus vieux venant du monde entier... »

. Michel Corniglion – ADOT[2]

« Comme je m'étonnais de sa carrière politique, il me répondit : « Tu vois, j'espère multiplier les opportunités de soins. Avec mes deux seules mains de chirurgien, je ne pourrai jamais soigner autant que je le voudrais, alors que la politique va me permettre d'en faire plus. » Jean-Michel était un travailleur infatigable, titanesque. En même temps que nous mettions au point le programme d'un colloque sur le don d'organes, il emplissait de dossiers parfaitement classés une énorme mallette de médecin. Il me dit : « Mon travail dans le TGV. » Un autre de ses engagements était en faveur de l'ADOT (Association pour le Don d'Organes et de Tissus Humains. Son action y a été efficace, fidèle et constante. Il ne s'est jamais dérobé. (...) Si je l'appelais, je savais l'avoir au bout du fil. Si mon

[1] Badet Lionel, Morelon Emmanuel & Martin Xavier, *Recueil d'hommages*, autopublication, sans date.

[2] Badet Lionel, Morelon Emmanuel & Martin Xavier, *Recueil d'hommages*, autopublication, sans date.

appel lui parvenait en plein colloque, il se débrouillait pour me rappeler dans l'heure de n'importe quel pays où il se trouvait. Il n'hésitait jamais à prendre son téléphone pour m'aider et aider l'association. »

. David Bonneau – Assemblée nationale[1]
« Je le revois arriver le matin à l'Assemblée nationale après avoir passé une nuit entière à opérer, finalement plus frais que nous, enthousiaste à l'idée d'entamer sa seconde journée ; les deux ayant pour point commun de se mettre au service des autres. Il était épuisé, mais rayonnant et nous transmettait cette force positive. Je le vois encore nous raconter les énigmes de la gémellité et les expériences incroyables menées par ces collègues scientifiques. Près de 20 ans après, je me remémore encore fréquemment ces « leçons » captivantes, parsemées de « saillies carabines » pour faire bonne mesure, mais toujours marquées au sceau de l'intelligence. Ce n'était pas une leçon de choses, mais une leçon de vie ; cette vie qui débordait de lui, qu'il aimait tant. (...) »

. Mohamed Halila – Tunisie[2]
« (...) Quand je suis arrivé le premier jour (novembre 2001), il a contacté le foyer universitaire Jean Mermoz pour que je puisse avoir une chambre vu qu'il n'y a plus de chambres disponibles à l'internat de l'hôpital Edouard-Herriot. À un certain moment, chaque lundi matin, j'étais son premier aide opératoire (...). En préopératoire, il était sérieux, dur et très méticuleux, mais il avait un bon cœur et son objectif était de nous apprendre et de nous impliquer avec lui dans la chirurgie. (...) »

. Alain Ndoye – Hôpital Aristide Le Dantec – Dakar[3]
« (...) Détectant à travers un regard, des mots échangés, mes états d'âme. Je n'oublierai jamais ce dimanche soir particulièrement gris où il est venu me chercher dans sa Clio beige pour me forcer à venir

---

[1] Badet Lionel, Morelon Emmanuel & Martin Xavier, *Recueil d'hommages*, autopublication, sans date.
[2] Badet Lionel, Morelon Emmanuel & Martin Xavier, *Recueil d'hommages*, autopublication, sans date.
[3] Badet Lionel, Morelon Emmanuel & Martin Xavier, *Recueil d'hommages*, autopublication, sans date.

dîner chez lui alors qu'un événement courant pour un étranger en stage m'avait mis dans une profonde déprime. En me ramenant chez moi, on a passé 30 minutes dans sa voiture, il a eu les mots... J'ai pu continuer. (...) »

. Arnaud Cherasse – Centre d'urologie de l'Ouest lyonnais[1]
« Vous m'avez dit un jour : « Lorsque j'ai une décision importante à prendre dans ma vie, je vais marcher dans la forêt. » »

. Marie-Anne Montchamp – Paris[2]
« Jean-Michel Dubernard a été un soutien décisif pour l'adoption du projet de la loi de 2005 réformant la politique du handicap, que j'ai fait adopter sous la présidence de Jacques Chirac. »

. Georges Androutsos – Athènes[3]
Alors qu'il cherche à devenir professeur d'histoire de la médecine à Athènes, Jean-Michel Dubernard lui délivre une multitude d'attestations pour soutenir sa candidature. En fait, une par élément du jury. Ce qui est intéressant, c'est que Jean-Michel Dubernard a accueilli ce chercheur dans son service, l'a formé en urologie et lui a permis de participer activement à la vie du service. Mais, il l'a soutenu aussi dans sa démarche en l'aidant à passer un diplôme d'histoire de la médecine à Lyon. D'ailleurs, le sujet du mémoire en sera *Les racines de l'urologie depuis la Préhistoire jusqu'à Hippocrate*. Ceci souligne le grand intérêt de Dubernard pour l'histoire de la médecine. Dans son livre *L'hôpital a oublié l'homme* (1997), il est plusieurs fois fait allusion à des faits médicaux historiques et rappelons également sa filiation revendiquée avec la chirurgie d'Alexis Carrel.

---

[1] Badet Lionel, Morelon Emmanuel & Martin Xavier, *Recueil d'hommages*, autopublication, sans date.
[2] Badet Lionel, Morelon Emmanuel & Martin Xavier, *Recueil d'hommages*, autopublication, sans date.
[3] Badet Lionel, Morelon Emmanuel & Martin Xavier, *Recueil d'hommages*, autopublication, sans date.

. Nadjia Benmerzouq – ancienne secrétaire médicale au Pavillon V[1]
« (...) J'ai le souvenir de la magnifique opportunité qu'il nous a offerte lors d'un congrès d'urologie de visiter l'Assemblée nationale et de déjeuner dans le restaurant des ministres. »
. Jean-Paul Squifflet – Centre multidisciplinaire de transplantation abdominale, Liège, Belgique[2]
« ...dans les années soixante, Jean-Michel Dubernard avait fait quelques premiers pas en transplantation expérimentale dans le laboratoire de chirurgie expérimentale du professeur Jean Morelle à Louvain en tant que jeune assistant du professeur Guy Alexandre. Ce dernier, de retour de Boston, ouvrit le chemin vers Joe Murray, une anecdote que Jean-Michel, devenu Max de son nickname bostonien[3], se plaisait à raconter. C'est en 1977, lorsqu'il reçut le prix Morelle pour ses travaux et sa première transplantation pancréatique segmentaire avec une injection de néoprène que le professeur Guy Alexandre me présenta Max. Ce fut le début d'une longue collaboration avec la participation à la conférence historique de Lyon sur la transplantation pancréatique. Puis, ce fut l'aide au développement de la transplantation pancréatique en Belgique à laquelle s'était jointe David Sutherland. Ensuite, ce fut une amitié avec l'intégration de la francophonie dans la Société française de transplantation et les cours Hesperis. Après ses nombreuses premières, Max fut invité à de nombreuses reprises en Belgique pour partager ses innovations, que ce soit devant la Royal Belgian Society for Surgery, la Belgian Transplantation Society ou l'Ordre national des médecins. C'est ainsi que sont nées d'autres collaborations avec de nombreux chirurgiens belges dont Benoît Lengelé notamment, lié à jamais à la première greffe du visage. Cette longue histoire d'amitiés envers la Belgique fut reconnue lorsqu'il reçut le titre de Docteur honoris causa de la Faculté de médecine de Liège. Au cours de la cérémonie, Max nous fit partager son enthousiasme, son imagination, ses rêves, ses chimères et son Minotaure. Plus récemment, nous n'oublierons pas ces jours merveilleux passés

---

[1] Badet Lionel, Morelon Emmanuel & Martin Xavier, *Recueil d'hommages*, autopublication, sans date.
[2] Badet Lionel, Morelon Emmanuel & Martin Xavier, *Recueil d'hommages*, autopublication, sans date.
[3] Hypothèse démentie par Bruno Gignoux qui l'a toujours entendu être appelé ainsi (échange de SMS du 04/07/2023).

avec lui et les pionniers de Minneapolis lors de l'anniversaire des 50 ans de la transplantation du pancréas. »

. Jacqueline Latour – assistante sociale au Pavillon V (1988-2000) [1]
« En politique : des élections municipales de 1989 et l'éclatante victoire de Michel Noir à celles de mars 2001... Les rebondissements, les négociations acharnées de cet inoubliable entre-deux-tours et au final, notre déroute... L'aventure éphémère de Nouvelle Démocratie, les diversités partisanes RPR-UDF, les calculs, les stratégies électorales, les querelles d'ego, l'excitante ambiance des campagnes, la griserie de la victoire et toutes ces réunions ! Comment oublier ces « réunions du groupe » rue du griffon que vous aviez programmées chaque mardi matin à 7h30 ? Et en parallèle, tant de moments festifs comme cette inoubliable soirée VIP aux Nuits de Fourvière où, sidérée, je vous ai entendu accompagner Johnny Hallyday en reprenant en cœur avec le public « J'ai oublié de vivre ». Ou encore un anniversaire sur une péniche où une chorale d'un soir a parodié pour vous « L'Amérique » de Joe Dassin. « La mairie, la mairie, je veux l'avoir et je l'aurai... », nous en rêvions pour vous, et avec vous : Mais, en 1995, il a fallu oublier le rêve et se ranger derrière Raymond Barre.
Souvenirs du Pavillon V : avec les deux premières greffes de main évidemment, mais aussi le comité de pilotage, « la feuille de chou », les cours d'italien, les conseils de service où tout le personnel pouvait s'exprimer... Tant de grands et petits moments qui faisaient de V un service à part, une famille. Ce climat particulier tenait à votre charisme et à votre personnalité. Vous étiez le Patron, mais un patron aux antipodes de ces mandarins froids et distants. Tutoiement, humour moqueur, vous étiez un patron accessible, proche de nous et proche des patients. Bien sûr, vous aviez toujours mille choses « sur le feu », bien sûr, il y avait ses brusques colères, votre impétuosité et votre exigence, mais elles nous poussaient à donner le meilleur de nous-mêmes... »

---

[1] Badet Lionel, Morelon Emmanuel & Martin Xavier, *Recueil d'hommages*, autopublication, sans date.

. Roberto Sanseverino – Naples[1]

« J'ai connu Max en 1982 (...). Je garde encore en mémoire l'intervention qu'il était en train de réaliser : une correction chirurgicale d'une sténose bilatérale de l'artère rénale, une intervention héroïque à l'époque que peu de chirurgiens ont la capacité et l'occasion de réaliser au cours de leur carrière. Mon séjour de formation a débuté en 1985. Je suis resté 5 ans. Il a sans doute changé ma vie professionnelle, mais aussi personnelle ; c'est à Lyon que j'ai connu mon épouse Nathalie et c'est d'ailleurs Max qui nous mariés en 1990, en tant qu'adjoint au maire de la ville de Lyon. (...) Un jour, Max avait accepté de se porter garant pour la location de mon appartement. Le responsable de l'agence immobilière avait exigé de voir la fiche de paye de celui qui se portait garant. Max avait mal réagi, rembarré le type en lui disant qu'il ne savait pas à qui il était et il avait obtenu bien sûr la location. Ceci dit, il m'avait un clin d'œil et m'avait dit : « Maintenant, tu payes ta location autrement, on est mal. » Une autre fois, n'étant pas content de mon travail au bloc, il m'avait dit : « Je vais chercher quelqu'un dans la rue et, dans six mois, il sera capable de travailler mieux que toi. » Ça m'avait secoué et j'avais redoublé d'efforts. Le mieux, c'était la consultation du mardi matin. 11h30 : Max avait son train pour Paris et j'étais censé voir ses patients. Imaginez un patient qui vient consulter le grand Pr Dubernard et se retrouve avec le petit Roberto ! Un jour, je lui avais dit : « Monsieur, il faut arrêter, cela va mal se terminer. » Il avait ri en me disant : « Tu t'en sors très bien. » Max était un chirurgien exceptionnel, hors du commun, avec une vivacité intellectuelle et une force de travail incroyable. Il m'a appris que rien n'était impossible dans la vie, à condition que qualité et quantité de travail soient réunies. Ce qu'on ne dit jamais assez, c'est qu'il était d'une intégrité morale absolue ; jamais je ne l'ai vu profiter de la faiblesse d'un patient, en tant que malade et souvent étranger. Le maître, le patron, c'est transformé au fil du temps en ami et je considère que c'est un très grand privilège de l'avoir connu et d'avoir travaillé avec lui... »

---

[1] Badet Lionel, Morelon Emmanuel & Martin Xavier, *Recueil d'hommages*, autopublication, sans date.

. Michael Hughes[1]

« On ne se voyait pas souvent, mais quand on se voyait, c'était fort, et le plus souvent pour faire des images... de l'urologie d'abord avec les films de résection de prostate, puis, dès les années 70, avec les cours de transplantation et de microchirurgie pour apprendre à des chirurgiens à faire des images au microscope opératoire. Ce fut une longue suite d'essais et d'amélioration de prises de vues : greffe de rein sur le rat, mais aussi parmi d'autres films, la première greffe de pancréas. (...) Un jour, peu après la première greffe de la main que tu as réalisée sur Clint Hallam, tu es venu nous parler d'un grand projet encore secret que tu préparais : une double greffe de mains. Tu voulais qu'on tourne les images « scientifiques » de l'intervention. Il ne nous a fallu que quelques minutes pour te convaincre que, plus qu'une aventure scientifique, il s'agissait d'un fait de société, qui méritait beaucoup plus qu'un film scientifique : une histoire extraordinaire à raconter à un large public. Investis de la confiance de l'équipe du Pavillon V et de Denis, nous avons alors suivi ce projet fou, rempli d'espoirs, d'attentes, de doutes et de fausses alertes. Les greffes, c'est comme ça. Un jour, au début de l'an 2000, après des mois d'attente, tout s'est enfin enclenché et, immergés au sein de l'équipe chirurgicale, nous avons pu tourner la réalisation de cette première mondiale : une double greffe de mains. Après la diffusion du film sur France 2, les choses se sont enchaînées : plateaux télés, émissions diverses avec la complicité extraordinaire de Denis Chatelier, fier d'être le premier homme à vivre avec les mains d'un autre. Au fil de multitudes de réunions, de rencontres avec tous les participants, de tournages montrant les évolutions de Denis, nos liens n'ont fait que se resserrer.

Aussi, lorsque quelques années plus tard, en 2005, une autre aventure extraordinaire s'est présentée, nous n'avons pas hésité une seconde à nous engouffrer dans ce magnifique projet de greffe de visage envisagé avec l'équipe de chirurgie maxillo-faciale du CHU d'Amiens. Tu leur as fait partager ta confiance et, pendant plus d'un an, nous avons suivi Isabelle, candidate à cette chirurgie jamais réalisée. Après cette longue attente et des semaines de galère, mais avec cette fois l'expérience des déchaînements médiatiques, nous

---

[1] Badet Lionel, Morelon Emmanuel & Martin Xavier, *Recueil d'hommages*, autopublication, sans date.

avons pu monter un film diffusé en France sur TF1 et, simultanément sur ABC News aux États-Unis, puis sur de nombreuses chaînes de télévision du monde entier. (...) »

. Albert Gelet – Pavillon V, retraité[1]

« Je me souviens du laboratoire de microchirurgie situé au 5e étage du Pavillon P. Tu le dirigeais avec l'aide de Jacqueline Margonari qui s'occupait avec bienveillance des animaux et des apprentis chirurgiens. J'ai vite compris l'importance de cet endroit qui a apporté à tous ceux qui y ont travaillé une ouverture d'esprit et une formation technique précieuse. Je me souviens du congrès de microchirurgie que tu avais organisé à Lyon et qui fut contre toute attente un succès à tout point de vue (j'étais le trésorier : il y a même eu un tout petit bénéfice vite investi dans un appareil Doppler). Je me souviens d'une croisière en bateau avec toi, Francis Ducret, Maurice Laville et leurs épouses : la mer était forte pour rentrer à Toulon et on a fait un quart de nuit chacun surveillant l'autre (nous n'avions pas de harnais de sécurité). Je me souviens de la nuit de 1976 où tu as réalisé la première greffe segmentaire de pancréas : il faisait chaud et le prélèvement avait été éprouvant. Au final, la transplantation a été un succès et ce résultat a permis que tu confortes ta place au sein des Hospices civils de Lyon. Je me souviens d'un colloque de fin de semaine au dernier étage d'un vieux pavillon de l'Hôpital Edouard-Herriot : tu attendais un important coup de fil, le téléphone de la pièce contiguë sonne, la porte de ce local est fermée à clé. D'un coup d'épaule, tu as enfoncé la porte sous l'œil incrédule des surveillantes et des internes présents... Je me souviens de dîners à ton domicile du quai Tilsitt dans une ambiance conviviale avec tes enfants encore très jeunes qui n'avaient pas envie d'aller se coucher. Je me souviens de ton premier service d'urologie au Pavillon I avec un bloc opératoire obsolète et un office de 15 lits toujours pleins vite agrandi par des « annexes » réparties dans tout l'hôpital. Je me souviens du transfert du service au Pavillon V complètement rénové avec un bloc de conception novatrice, trois offices et même un lithotriteur Dornier dont l'acquisition par les HCL avait été apparemment

[1] Badet Lionel, Morelon Emmanuel & Martin Xavier, *Recueil d'hommages*, autopublication, sans date.

disputée. (...) Tu en avais élaboré les plans avec Mlle Bret et le service communiquait directement avec la Radiologie et la Néphrologie : un formidable outil de travail. Je me souviens de l'importance que tu donnais à la collaboration avec le Labo INSERM (...). Des premiers traitements de patients réalisés avec le tout premier prototype de lithotriteur Edap Techomed guidé par ultrasons avec Martin et Long à la manœuvre[1]. *Je me souviens de ta clairvoyance quand, revenant d'un séjour en Angleterre, tu m'as dit que tu avais rencontré un peu par hasard des urologues allemands qui arrivaient à extraire des calculs rénaux sans chirurgie par voie percutanée : il fallait rapidement aller voir cette technologie sur place à Mayence et Fribourg et la mettre en place. Même clairvoyance quand tu as fait la première urétéro-scopie avec un prototype prêté par son inventeur Perez-Castro de Madrid. Je me souviens des opérations de chirurgie rénale ex vivo suivies d'une autotransplantation : tu opérais pendant des heures et des heures, chaque temps était risqué jusqu'à la revascularisation du rein. Pour tous tes aides, c'était une école de résistance et de sang-froid. Je me souviens de la cohésion et de l'efficacité de toute l'équipe du bloc opératoire qui, comme tu le faisais souvent, pouvait enchaîner une journée de travail, puis une nuit, puis encore une journée. Tu avais même trouvé des pilules anti-sommeil testées par l'armée pendant la guerre du Golfe ! Je me souviens des « assistants étrangers » que tu recrutais au cours de tes nombreux voyages ou congrès. Ils venaient d'Europe, du Moyen-Orient, d'Afrique, d'Asie, d'Amérique du Sud. Tous étaient animés d'une soif de connaissance associée à une ténacité sans faille et leur courage était un exemple pour tous. Je me souviens des vœux de début d'année. Toute la matinée, les Antillaises du service, dirigées par « Féfé », confectionnaient des acras de morue et des bols de Punch. Tu présentais les vœux au service vers 14h00 à tous les amis du Pavillon V y compris le directeur de l'hôpital. L'après-midi était difficile pour tout le monde (surtout ceux qui avaient consommé du Punch « lélé » blanc et sucré). Je me souviens d'une intervention pour sténose de l'artère rénale à Saint-Étienne. Tu étais venu m'aider et heureusement, car, face à une*

[1] Jean-Michel Dubernard a mis au point avec le laboratoire INSERM et Technomed le premier lithotriteur à repérage ultrasonore (1978) qui permet de détruire les calculs rénaux sans chirurgie.

difficulté imprévue, tu as su rétablir la situation. Je me souviens des réunions du Pavillon V : le psy-show du petit matin, les colloques du vendredi et enfin les grandes réunions de service avec tout le personnel où ton sens du leadership s'exprimait. Je me souviens de la visite de Jacques Chirac au bloc. Je ne suis pas sûr que l'urologie l'intéressait beaucoup. Je me souviens de ta présidence du congrès d'urologie à Paris avec un discours enthousiaste et visionnaire, du dîner à l'hôtel de Lassay et, pour finir, une visite nocturne improvisée de l'hémicycle de l'Assemblée nationale. Je me souviens du passage de Bernadette Chirac venue un après-midi dans le cadre des pièces jaunes au Pavillon V et qui a pu apercevoir au loin, à travers les portes vitrées du bloc, la première greffe de main en cours de réalisation. Jacques Chirac a téléphoné vers minuit au bloc pour te joindre et avoir des nouvelles. Je me souviens du résultat étonnant de la double greffe d'avant-bras de Denis Chatelier qui perdure après plus de 20 ans. Je me souviens du visage d'Isabelle Dinoire dévasté par la morsure de son chien qui t'a permis d'obtenir un « feu orange » pour cette première greffe du visage qui en fait n'avait pas l'aval du comité national d'éthique. Quelle prise de risque ! Je me souviens des camions de télévision hérissés d'antennes stationnant dans l'hôpital après cette première mondiale. L'information faisait le tour du monde. J'étais en déplacement et, à chaque escale dans les aéroports, je voyais les images de la conférence de presse ; je me souviens de ton sang-froid quand une fistule prostato-rectale s'est déclarée après un des premiers traitements Ablatherm. Tu as fermé chirurgicalement dès que cela a été possible, et l'essai clinique a pu reprendre après le rajout d'un système de sécurité additionnel. Ces quelques souvenirs ne résument pas, bien sûr, l'homme que tu as été ni ton parcours professionnel extraordinaire au sens littéral du terme. Mais, ils nous rappellent quelle étonnante énergie tu as impulsée à tous ceux qui ont eu la chance de travailler avec toi. »

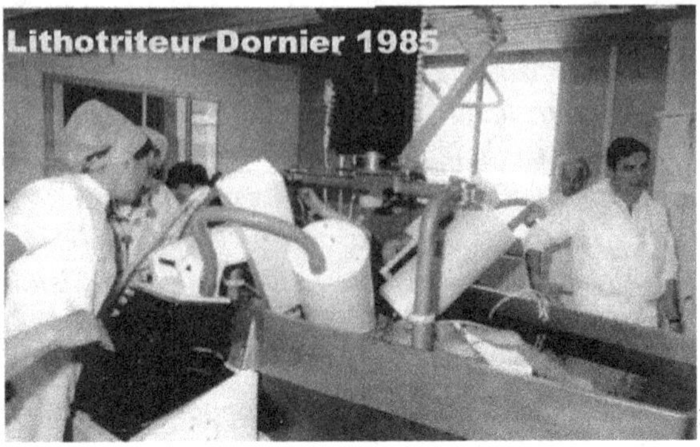

[1]

Premier lithotriteur développé par Max avec la société EDAP-TMS.

. Suzanne Ragot – ancienne infirmière[2]
« Pour sa retraite, nous étions tous auprès de lui à La Bodega pour lui faire une immense surprise. Il avait créé V4 (les vieux et vieilles du Pavillon V), car il aimait nous revoir et nous rassembler. »
À l'issue de cette journée, un tee-shirt avec la photo de tout son personnel lui a été offert.

. Étienne Tissot – HCL[3]
« Il testait souvent les gens en les provocants. C'était dans sa nature, mais il avait un cœur d'or ; si une de ses connaissances l'appelait pour un problème à 3 h 00 du matin, il accourrait immédiatement. (...) »

. Maurice Laville – Université de Lyon[4]
« Puis, au début des années 80, j'ai eu la chance de travailler à ses côtés. J'étais chef de clinique dans l'unité de Soins intensifs néphrologiques du Pavillon P. Cela impliquait la réanimation des patients en état de mort cérébrale en vue de prélèvements d'organes

---

[1] Badet Lionel, Morelon Emmanuel & Martin Xavier, *Recueil d'hommages*, autopublication, sans date.
Avec l'aimable autorisation du Pr Xavier Martin.
[2] Badet Lionel, Morelon Emmanuel & Martin Xavier, *Recueil d'hommages*, autopublication, sans date.
[3] Badet Lionel, Morelon Emmanuel & Martin Xavier, *Recueil d'hommages*, autopublication, sans date.
[4] Badet Lionel, Morelon Emmanuel & Martin Xavier, *Recueil d'hommages*, autopublication, sans date.

et la prise en charge des patients qui venaient d'être transplantés et dont l'instabilité ne permettait pas l'accueil immédiat dans l'unité de greffes – notamment les patients qui avaient reçu une double greffe rein-pancréas. J'ai alors vraiment pris la mesure de son infatigable énergie lors d'un week-end mémorable où le samedi a été consacré à l'accueil et aux prélèvements de plusieurs patients en état de mort cérébrale. En quittant l'équipe le samedi soir, Max nous a donné rendez-vous au bloc le dimanche matin à l'aube et a réalisé six transplantations rénales dans la même journée. (...) »

. Denise Long – Hôpital Edouard-Herriot[1]
« Passé le moment de sidération, les souvenirs se sont bousculés. Ceux d'une longue vie professionnelle (38 ans) comme celles de nos rencontres amicales où tu animais les conversations avec de nombreuses anecdotes et aventures diverses, devant un auditoire amusé. Je t'ai connu au début des années 70, j'étais externe chez le Pr Traeger et toi, interne. Je te revois déboulant d'un pas décidé tous les couloirs de l'hôpital de l'Antiquaille, les grands tableaux en contre-plaqué des greffés sous le bras, ouvrant les portes les unes après les autres à grands coups de pied. Après notre arrivée à Edouard-Herriot, où j'avais réussi à décrocher mon premier poste, tu étais alors jeune « chef » plein d'enthousiasme et d'idées nouvelles, qui parfois pouvaient paraître folles. Il y eut aussi à cette époque des voyages avec toute l'équipe de transplantation, afin d'initier les programmes de greffes de rein. L'Italie à Naples où tu avais eu le plus grand mal à t'imposer dans un pays où à l'époque, seuls les « seniors », agrégés ou chefs de service, avaient le droit d'opérer. Puis, Nis en ex-Yougoslavie, Mendoza et Cordoba en Argentine, où nous avons été merveilleusement accueillis grâce à tes bonnes relations avec les urologues argentins venus se former dans le service. Tu as aussi enchaîné les grandes premières, première greffe chez un enfant de 9 mois, première greffe de rein + pancréas partiel, première greffe de surrénale et enfin première greffe d'un bras, puis deux bras. Si tu n'as pas réalisé ces dernières, tu t'es dépensé sans compter pour réunir la meilleure équipe capable de réussir cet exploit, tout comme pour ta dernière grande

---

[1] Badet Lionel, Morelon Emmanuel & Martin Xavier, *Recueil d'hommages*, autopublication, sans date.

première, la greffe du visage d'Isabelle. Pour la greffe du nourrisson, elle fut réalisée dans le bloc que tu avais fait construire spécialement pour les greffes et les prélèvements, tu avais fait installer un flux laminaire et il y régnait un froid polaire. Nous avions avec Daniel Floret déployé des trésors d'imagination afin que ce pauvre enfant ne meure pas d'hypothermie, quant à moi une seule solution, empiler les sarraus et garnir mes sabots de coton. Nous avons tous survécu, y compris le bébé. Vive les Vieilles et Vieux du Pavillon V (V4). Une de tes dernières inventions pour garder le lien avec tous les anciens collaborateurs. Tu m'avais donc chargé de réunir tous les anciens du service, ce que nous avons fait pendant plusieurs années en réunissant soignants et médecins au cours d'une soirée conviviale où nous avons pu nous retrouver et prendre des nouvelles des uns et des autres. »

Mais, devant tant d'hommages, sa modestie naturelle lui aurait certainement fait me dire ces quelques mots que tant ont entendus : *« Arrête tes conneries ! »*

Curriculum Vitae de Jean-Michel Dubernard

Professeur émérite Université de Lyon 1
Chirurgien attaché – Service d'urologie et de transplantation Hôpital Édouard Herriot Lyon
Président de la Commission d'évaluation des produits et prestations et membre du Collège de la Haute Autorité de Santé Saint-Denis (2008-2016)
Membre du comité d'administration de la Fondation des Hospices civils de Lyon[1].

. Né le 17 mai 1941 à Lyon (3e arrondissement), ancien interne des Hôpitaux de Lyon (concours 1964) et chef de clinique (1970), clinical and research fellow au Peter Bent Brigham Hospital et à la Harvard Medical School (1965-1967), docteur en médecine[2] (1967), docteur en biologie humaine (immunologie de transplantation, 1971), professeur à l'Université de Lyon I (1977-2007)
. À dirigé le service d'urologie et de chirurgie de transplantation de l'Hôpital Édouard Herriot de 1978 à 2003. Chercheur INSERM, il a effectué ses travaux de recherche successivement dans les unités 80 et 261 : his- tologie, cytopronostic, résection endo-urétrale de la prostate, diagnostic précoce du cancer de la prostate, fistules urétro-prostato-rectales, urétroplasties cutanées.
Le Pr Jean-Michel Dubernard a réalisé tout au long de sa carrière 1 500 greffes (rein, pancréas, glandes surrénales ou mains)[3].

. En technologie médicale, il est intervenu dans ou a participé à l'invention, à la mise au point et à la réalisation des appareils suivants : débimétrie ultrasonore adaptée à l'artère rénale, pléthysmographe pénien (1er appareil français), échographe prostatique endo-rectale (1er appareil français), système d'irrigation

---

1 Document inédit fourni par le Pr Gil Dubernard. Réécrit et mis en pages par le Dr Xavier Riaud.

2 Titre de la thèse de doctorat en médecine soutenue *Aspects cliniques de la transplantation rénale, activités de l'unité de transplantation du Peter Bent Brigham Hospital.*

3 Badet Lionel, Morelon Emmanuel & Martin Xavier, « Jean-Michel Dubernard, pionnier de la Médecine », in *Lyon capitale*, 2021 ; 15 : 1-36.

pour endoscopie urologique (1er appareil mondial), système de perfusion des organes avant la greffe, lithotriteur à repérage ultrasonore pour destruction des calculs urinaires (1er appareil mondial), Ablatherm pour le traitement des cancers localisés de prostate par ultrasons focalisés de haute intensité (1er appareil mondial), porte-aiguilles à mors concave convexe, articulation-guillotine des ciseaux chirurgicaux, scialytique adapté aux salles d'opération à flux laminaire vertical, adaptation de plusieurs instruments de chirurgie (porte-aiguille, ciseaux, passe-fil, pince à disséquer).

. En transplantation et chirurgie de l'insuffisance rénale, mise au point de techniques d'accès au sang pour hémodialyse, transplantation rénale chez le jeune enfant (incluant une greffe de rein chez un nouveau-né de 16 jours), transplantation rénale en présence d'un bas appareil urinaire détruit, utilisation de l'artère épigastrique en transplantation rénale, technique d'obstruction pancréatique en vue de la transplantation du pancréas appliqué pour la première fois chez l'homme les 22-23 octobre 1976 (à l'origine de cette transplantation), première allogreffe réussie de la surrénale (1977), première allogreffe d'une main (23-24 septembre 1998), première allogreffe des deux mains et des avant-bras (13 janvier 2000), première allogreffe de visage en association avec les équipes d'Amiens et de Bruxelles (26-27 novembre 2005).

Prix et distinctions

Chevalier de la Légion d'honneur (2010, distinction remise par Bernard Accoyer, chirurgien ORL, président de l'Assemblée nationale et grand ami), chevalier de l'Ordre national du Mérite (1978, distinction remise par Louis Paufique, oncle par alliance et auteur de la première greffe de cornée mondiale), officier dans l'Ordre des Palmes académiques, commandeur de l'Ordre national du Mérite de la République italienne, Grand Maître de l'Ordre national du Lion (Sénégal), Grande Croix de l'Ordre Simon Bolivar (Bolivie).
Docteur honoris causa de la faculté de médecine et de l'Université de Liège (2007).
Prix Antonin Poncet (chirurgie expérimentale, Lyon, 1970), prix européen Jean Morelle (chirurgie expérimentale, Bruxelles, 1977),

prix de l'Académie des Sciences de la République tchèque (Prague, 2001), prix de l'innovation chirurgicale (Société internationale de transplantation, Boston, 2006), prix Medawar (Société internationale de transplantation, Sydney, 2008)[1], Fellowship *ad hominem hominem* du Royal College of Surgeons (Edinburgh, mars 2012), American Association of Plastic Surgeons Honorary Award (San Francisco, avril 2012).
Médaille d'honneur de l'Académie nationale de chirurgie (2019).
Nominé à quatre reprises, Jean-Michel Dubernard[2] a été lauréat des des Victoires de la médecine en 2008, associé avec le Pr Bernard Duvauchelle avec qui il a réalisé la première allogreffe du visage en 2005. Cette édition des Victoires de la médecine récompensait les 15 premières mondiales les plus importantes accomplies depuis 1950.

En 2013, le nom de Jean-Michel Dubernard fait son entrée dans le *Petit Larousse illustré*. Il est situé entre l'écrivain Guillaume du Bellay et l'homme de théâtre Roland Dubillard[3].
Élu homme de l'année en Rhône-Alpes en 1978. Élu personnalité de l'année 1990 (Archives municipales de Lyon, dossier 3C/344).

Principales sociétés scientifiques

Membre titulaire de l'Académie nationale de chirurgie, membre titulaire de l'American Philosophical Society (2010), président de la Société de chirurgie de Lyon (2004).
Président du Collège européen de transplantation (1989-2009), président de la Société française de transplantation (1991-1994 ; son co-créateur avec Henri Kreis en 1971, devenue francophone en 2000), président de l'International Pancreas and Islet Transplant Association (1986-1988), président de l'International Hand and Composite Tissue Allograft Society (2008-2009), président de

[1] Comme le soulignent Badet et al. (2021), en 30 ans, 5 Français seulement ont ont été récompensés par ce prix : Jean Dausset (1996), René Küss et Georges Mathé (2002), Jean-Michel Dubernard (2008) et Jean-Paul Soulillou (2016) (Badet et al., 2021).
[2] Badet Lionel, Morelon Emmanuel & Martin Xavier, « Jean-Michel Dubernard, pionnier de la Médecine », in *Lyon capitale*, 2021 ; 15 : 1-36.
[3] Badet Lionel, Morelon Emmanuel & Martin Xavier, « Jean-Michel Dubernard, pionnier de la Médecine », in *Lyon capitale*, 2021 ; 15 : 1-36.

l'International Microsurgical Association (1984-1986), président du Syndicat de la transplantation (1993-2000), membre de l'European Urological Society et de l'International Urological Society, de l'Association française de chirurgie, de l'European Surgical Association et de l'European Society for Organ Transplantation,.
Fondateur de l'European Microsurgical Workshop (Lyon, 1968-1984) et membre de l'European Society for Organ transplantation.
Il est à l'origine de cours européens avec l'aide d'Hesperis.
Président du 99e congrès français d'urologie en 2005.
Président de la Fondation de Coopération scientifique « Centaure » (Lyon, Nantes, Paris Necker, 2007-2011).

Chirurgien spécialisé en urologie et transplantation d'organes, Jean-Michel Dubernard a réalisé la plupart de ses travaux scientifiques en chirurgie expérimentale, dans les domaines de l'urologie, de la technologie médicale et de la transplantation.

. En chirurgie expérimentale et immunologie : Démonstration du rôle des anticorps humoraux dans le rejet des greffes (modèle de transfert passif chez le chien) ; préparation et étude de sérum anti-lymphocytes canin, simien et humain ; effets d'agents immunosuppresseurs sur les allogreffes rénale et pancréatique chez le rat, le chien, le macaque ; facilitation immunologique des xénogreffes rénales et cutanées entre deux espèces de primates ; mise au point des techniques microchirurgicales de transplantation du rein, pancréas, foie chez le rat ; description d'une technique simple de greffe de pancréas chez le chien après obstruction des canaux pancréatiques.
. En urologie : chirurgie in situ et extracorporelle de l'artère rénale et de ses branches, tumeurs rénales sur rein unique ou tumeurs bilatérales, tumeurs de vessie (avec étude épidémiologique).

. Curriculum vitae politique
Adjoint au maire de Lyon (1983-2001) sous trois mandatures (Francisque Collomb (1976-1989), Michel Noir (1989-1995), puis Raymond Barre (1995-2001), délégué à la Recherche et l'Enseignement supérieur (1983-1995), à la Santé (1989-1995), à l'Éducation (1989-1992), aux Affaires sociales (1992-1995), aux Finances et à

la Programmation (1995-2001). Conseiller municipal. Président du Groupe UMP à partir de 2001.
Député du Rhône, vice-président (1997-2002), puis président de la Commission des Affaires culturelles, familiales et sociales entre 2002-2007. Rapporteur pour avis à plusieurs reprises des budgets de l'enseignement supérieur et de la recherche.
Nombreuses interventions dans l'hémicycle sur les questions de santé, d'enseignement supérieur, de recherche et de la bioéthique.
1986 : Député en mission auprès du ministre de la Santé. Rapport sur l'avenir de la transplantation
1994 : Député en mission chargé par le Premier ministre d'un rapport sur les transferts de technologie des organismes de recherche vers l'industrie en matière de recherche biologique et médicale.
Président du groupe d'études sur la population (1995-2002) ; président du groupe d'études sur le cancer et la santé publique (2004-2005).
Initiateur de l'office parlementaire des politiques de santé (PLFSS, 2002), initiateur de la mission d'évaluation et contrôle des finances sociales (2004).
Rapporteur du projet de loi sur la Santé publique (2003) et du projet de loi sur l'Assurance maladie (2004).

Premier président du conseil scientifique de la Fondation Jacques Chirac (2007-2015). Administrateur dans le comité d'administration de la Fondation Jacques Chirac (2007-2018).

. Ouvrages (auteur de 10 livres et de 359 publications internationales) :
- *L'hôpital a oublié l'homme*, Plon (éd.), 1997 ;
- *Atlas de la chirurgie urologique*, Elsevier Masson (éd.), 3 tomes, 1997, 760 p.
- *Vaincre la douleur* (colloque Assemblée nationale) : Fourcade J.-P., Dubernard J.-M. & Neuwirth L., Impact Médecine (éd.), 1997, 164.
- *Cancer de la peau et soleil : un enjeu de santé publique* (colloque Assemblée nationale), ISBN 2000 ;
- *Sauvons la Sécu*, Bourin (éd.), 2004.

Le Pr Jean-Michel Dubernard est décédé le 10 juillet 2021, lors d'un voyage à Istanbul, en Turquie.

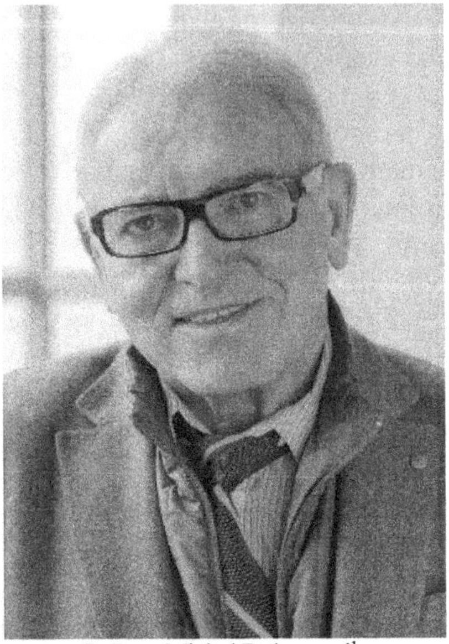

Pr Jean-Michel Dubernard[1].

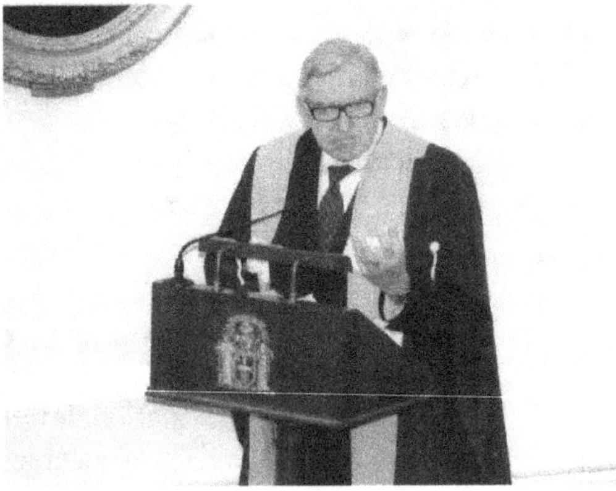

Réception du titre de docteur honoris causa
de l'Université de Liège
(Faculté de médecine de Liège, 2007)[2].

[1] © Gil Dubernard, 2023.
[2] © Gil Dubernard, 2023.

Remerciements

À la famille et aux proches du Pr Dubernard : son fils Gil, ses filles Carole et Estelle, et Mme Frances, sa compagne, à son frère Pierre, à son filleul Renaud Raccurt, à son meilleur ami Bruno Gignoux, au Pr Xavier Martin, successeur à la tête de son service et ami, et à Mme Florence Balaÿ qui ont rendu possible ce livre biographique. Merci de votre accueil et pour nos échanges passionnants.
À l'Académie nationale de Chirurgie représentée par le Dr Philippe Marre et le Pr Hubert Johanet qui ont souhaité ce livre. Merci pour votre confiance.
À l'Académie nationale de Médecine pour les illustrations prêtées et plus particulièrement à M. Damien Blanchard.
Aux auteurs du colloque organisé en l'hommage du Pr Dubernard par l'Académie nationale de Chirurgie, pour leurs communications et leurs textes.
À tous ses amis et confrères, présents ou non, à ce fameux colloque et dans ce livre.
Au Dr Xavier Riaud pour ses recherches, son travail de mise en pages, d'écriture et de conception dudit ouvrage, l'artisan de ce livre qui l'a rendu possible.
Un grand remerciement aux Prs Lionel Badet, Emmanuel Morelon et Xavier Martin pour leur travail hommage remarquable dans *Lyon Capitale* (2021).

Table des matières

Structures éditoriales du groupe L'Harmattan

L'Harmattan Italie
Via degli Artisti, 15
10124 Torino
harmattan.italia@gmail.com

L'Harmattan Hongrie
Kossuth l. u. 14-16.
1053 Budapest
harmattan@harmattan.hu

L'Harmattan Sénégal
10 VDN en face Mermoz
BP 45034 Dakar-Fann
senharmattan@gmail.com

L'Harmattan Cameroun
TSINGA/FECAFOOT
BP 11486 Yaoundé
inkoukam@gmail.com

L'Harmattan Burkina Faso
Achille Somé – tengnule@hotmail.fr

L'Harmattan Guinée
Almamya, rue KA 028 OKB Agency
BP 3470 Conakry
harmattanguinee@yahoo.fr

L'Harmattan RDC
185, avenue Nyangwe
Commune de Lingwala – Kinshasa
matangilamusadila@yahoo.fr

L'Harmattan Congo
219, avenue Nelson Mandela
BP 2874 Brazzaville
harmattan.congo@yahoo.fr

L'Harmattan Mali
ACI 2000 - Immeuble Mgr Jean Marie Cisse
Bureau 10
BP 145 Bamako-Mali
mali@harmattan.fr

L'Harmattan Togo
Djidjole – Lomé
Maison Amela
face EPP BATOME
ddamela@aol.com

L'Harmattan Côte d'Ivoire
Résidence Karl – Cité des Arts
Abidjan-Cocody
03 BP 1588 Abidjan
espace_harmattan.ci@hotmail.fr

Nos librairies en France

Librairie internationale
16, rue des Écoles
75005 Paris
librairie.internationale@harmattan.fr
01 40 46 79 11
www.librairieharmattan.com

Librairie des savoirs
21, rue des Écoles
75005 Paris
librairie.sh@harmattan.fr
01 46 34 13 71
www.librairieharmattansh.com

Librairie Le Lucernaire
53, rue Notre-Dame-des-Champs
75006 Paris
librairie@lucernaire.fr
01 42 22 67 13

www.ingramcontent.com/pod-product-compliance
Lightning Source LLC
LaVergne TN
LVHW011019061026
849535LV00006B/1968